惊奇人体研究所

千万别睁着眼睛打喷嚏

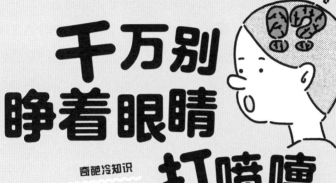

奇葩冷知识

一读吓一跳！

[日]奈良信雄 / 编　　[日]小崎雄 / 文
[日]加纳德博 / 图　　　宋三三 / 译

U0221490

新星出版社　NEW STAR PRESS

序 言

　　如今，人工智能不但会驾驶汽车，还能打败围棋和象棋的顶尖选手。与此同时，人类的航天技术也在不断进步：建造国际空间站，发射小行星探测器……许多科幻电影中的场景正在逐步成为现实。当今的科技这么发达，大家可能会以为，我们对自己身体的构造和功能应该都已经了如指掌了。

　　然而，事实并非如此，人体还存在许多未解之谜。

　　人为什么能思考？心脏为什么会不停地跳动？人为什么在睡着时也能呼吸？血液为什么是红色的？为什么人吃很热的东西时会流鼻涕，看到很酸的东西时会分泌唾液呢？还有，你知道我们

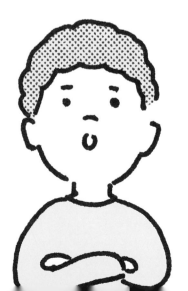

的身体里有多少根骨头、全身有多少个细胞吗？

人体充满奥秘，有的会让你觉得"太遗憾了！"，有的会让你觉得"好神奇啊！"，还有的会让你迷惑不已。

本书通过浅显易懂的语言，带领大家一起去揭开人体的神秘面纱，你一定会得到很多不可思议的发现。不过，人体实在太复杂了，还有很多谜团本书也无法解答。这也说明，就算人工智能再厉害，也还远远不能取代人类。

如果你有兴趣了解人体的构造和功能，揭开更多未解之谜，说不定以后会让我们生活得更健康、更舒适。

接下来，就让我们一起走进不可思议的人体世界吧！

日本东京医科齿科大学医学部名誉教授　奈良信雄

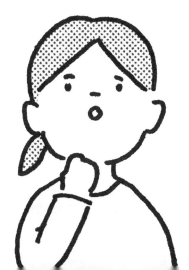

目　录

轻松一刻

第2章 令人惊奇的人体 ……………………… 79

第3章 神秘的人体

轻松一刻

图标的含义

通过页面上的图标就能知道所讲的内容是关于身体的哪个部位。

生理现象

关于打喷嚏、小便等

成长

关于身体的发育

脑、神经

关于脑的构造和神经

内脏

关于胃和肠道等

健康

关于健康和疾病

手脚

关于手和脚

血液、心脏

关于血液和心脏

脸

关于眼睛、鼻子和头等

骨骼、肌肉

关于骨骼和肌肉

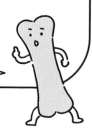

图标下面的★越多，
表示遗憾、惊奇等指数越高。

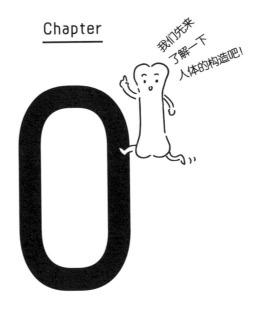

我们先来
了解一下
人体的构造吧！

0

序 章

人体的基本常识

将食物转化成营养物质

人要维持生命，必须从食物中获取身体所需的营养。食物需要被嚼成小块，变成糊状，然后才能被身体吸收，这个过程叫做消化。

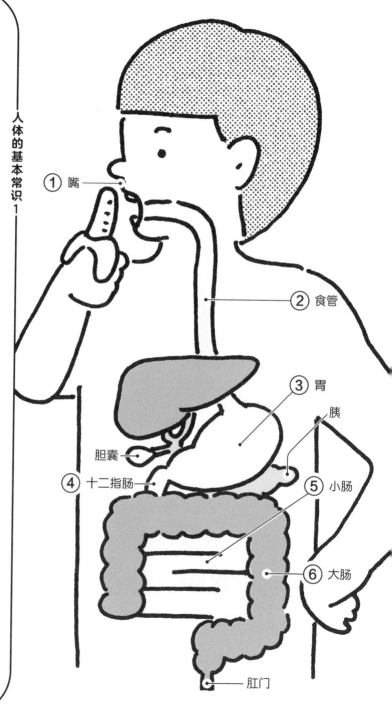

① 嘴

② 食管

③ 胃

胰

胆囊

④ 十二指肠

⑤ 小肠

⑥ 大肠

肛门

10

① 嘴是消化的起点

食物首先进入口腔，被牙齿咀嚼成细小碎块，与唾液混合在一起，就可以咽下去了。

② 食管是食物的必经之路

咽下去的食物通过食管到达胃里。

③ 胃负责杀菌和分解食物

食物暂时储存在胃里，胃黏膜分泌的胃液能起到杀菌作用，防止食物腐败变质。同时，胃还会不停地蠕动，使食物与胃液混合起来，变成黏稠的粥状物。

④ 食物在十二指肠进一步溶解

食物逐渐从胃进入十二指肠，在胰腺分泌的胰液和胆囊排出的胆汁的作用下进一步溶解。

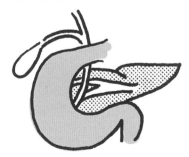

⑤ 小肠负责吸收营养

小肠通过肠壁肌肉的蠕动将溶解后的食物运送到大肠。小肠内壁上有很多褶皱和绒毛，绒毛会用大约4~12小时来吸收营养，并通过血液将养分运送至全身。

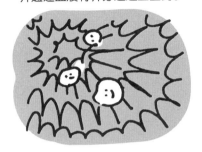

⑥ 大肠吸收水分，剩下的就是排泄物

小肠没吸收完的粥状物被运送到大肠，大肠可以吸收其中的水分，大肠菌群也会将其进一步分解，最后的残渣会通过肛门排出体外。

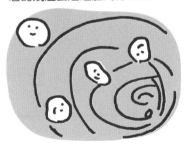

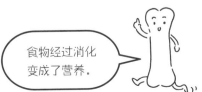

食物经过消化变成了营养。

空气可以走遍全身!

人除了摄入食物,还需要呼吸,只有吸入空气中的氧气,并通过血液循环将其运送到全身,人才能维持生存。

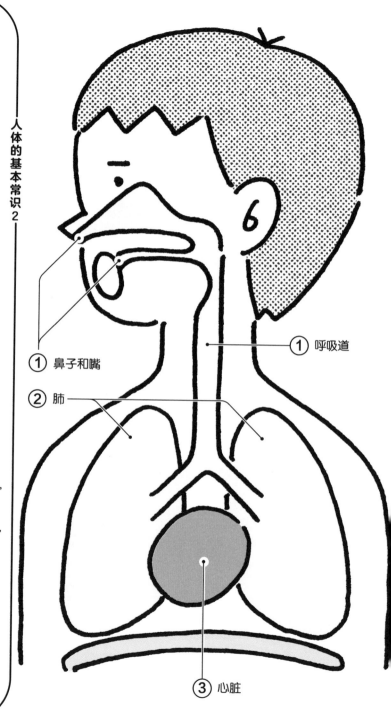

① 鼻子和嘴

② 肺

① 呼吸道

③ 心脏

① 空气从鼻子或嘴经呼吸道进入体内

空气吸进鼻腔或嘴巴后，会通过专用通道进入肺，这个专用通道就是呼吸道。

② 肺是氧气和二氧化碳的中转站

肺负责吸入和呼出空气，空气中的氧气通过肺泡上的毛细血管进入血液，与血液中的红细胞结合。同时，二氧化碳也会由血液运送到肺，并通过呼吸排出体外。

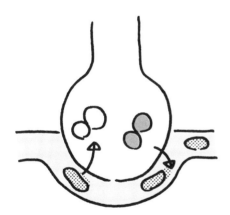

③ 红细胞聚集到心脏

携带氧气的红细胞随着血液聚集到心脏，心脏不断跳动，收缩舒张，将富含氧气的血液输送到身体的每个角落。

④ 氧气和营养被输送给细胞

血液在全身循环，把氧气输送给细胞（细胞活动产生的二氧化碳也会在这个时候进入血液）。此外，食物中的营养也会随着血液一起循环，氧气和营养物质都能为人体活动提供所需的能量。

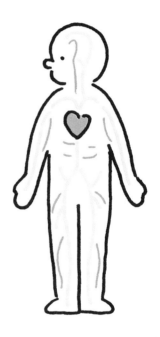

动脉把心脏挤压出来的携带大量氧气的血液运送到全身，静脉再将携带大量二氧化碳的血液运回心脏。

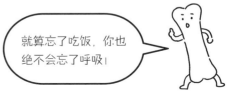

就算忘了吃饭，你也绝不会忘了呼吸！

骨骼负责支撑身体

很多块骨头组合在一起，共同支撑着人体。骨头十分坚硬，可以起到帮助人体保持各种姿势和保护内脏的作用。

骨头坚硬而轻巧

骨头的外部十分坚硬，就算在跑动和跳跃时也不会轻易断裂。不过骨头的内部却像海绵一样，有很多小孔，又轻又软。

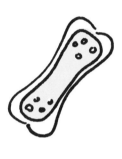

关节将骨头连在一起

一些骨头相互连接，形成关节，可以在人体活动时伸直或弯曲，转向不同的方向。关节之间包裹着结实的韧带，确保骨头不会分开。

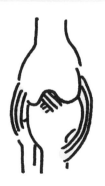

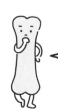

骨头的名称有很多，需要一个一个记！

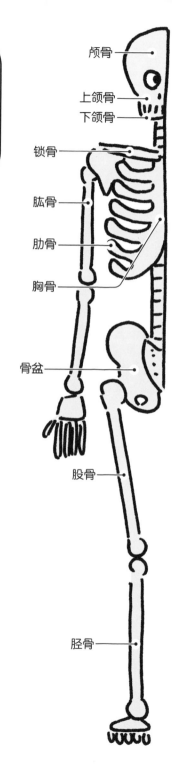

颅骨

上颌骨

下颌骨

锁骨

肱骨

肋骨

胸骨

骨盆

股骨

胫骨

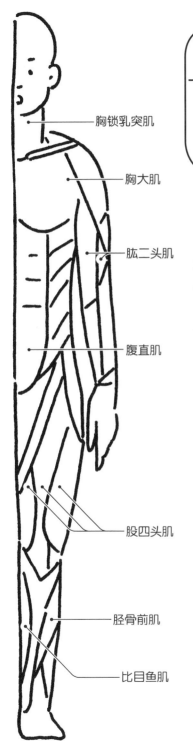

胸锁乳突肌

胸大肌

肱二头肌

腹直肌

股四头肌

胫骨前肌

比目鱼肌

肌肉带动身体活动

肌肉可以通过伸缩带动身体做出各种动作，有些肌肉还具有其他作用，比如心脏和血管壁的肌肉可以促进血液流动、肠道的肌肉可以运送食物等。

肌肉可以分为三大类

肌肉主要由肌纤维组成。根据作用和功能的不同，肌肉主要可以分为三类：骨骼肌、平滑肌和心肌。

骨骼肌包括腹肌、背肌及四肢上的肌肉，主要负责身体的活动。

平滑肌是内脏及血管上的肌肉，能维持内脏正常运转，控制血管的舒张和收缩。

心肌，顾名思义就是心脏的肌肉，可以确保心脏有节奏地跳动。

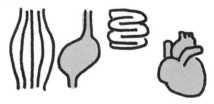

肌肉可以保护骨骼、调节体温

肌肉还有很多作用。比如肌肉不仅能通过锻炼变得越来越有力量，还能通过运动带来的刺激，促使骨骼也变得越来越强壮。另外，肌肉还能调节体温，当身处寒冷的环境中时，肌肉可以通过打冷战来提高身体的温度。

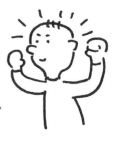

脑是人体的总指挥

脑位于颅腔内部，是人体的总指挥，负责思考和指示身体做出各种动作。此外，它还能调节情绪和身体状态，并负责记忆各种信息。

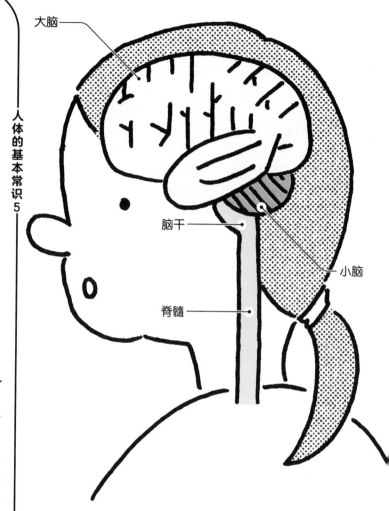

大脑

脑干

小脑

脊髓

大脑分为左右两个半球

大脑分为左脑和右脑，由中间的胼胝体连接在一起。左脑负责计算及语言等理性思维，右脑负责感觉和想象等感性思维。右脑控制着身体的左侧，而左脑则控制着身体的右侧。

左脑　右脑

大脑负责思维活动

　　在人脑中占据最大空间的是大脑，它是人体的总指挥。大脑能分析人体从外部和内部感知到的各种信息，做出决策、命令肢体做动作，并形成记忆。此外，人会产生喜怒哀乐等各种情绪，也是大脑的作用，大脑的不同区域具有不同功能。

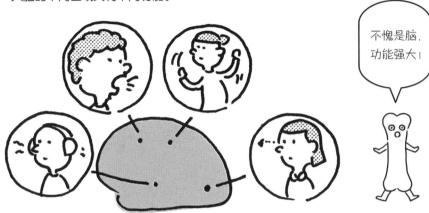

不愧是脑，功能强大！

脑干负责调控
最基本的生理功能

　　脑干负责最基本的生理机能，有些事不用特意惦记，人体就能正常运转，比如呼吸、心跳、调节体温、吃东西、消化吸收等，都是通过脑干发出的指令实现的。

小脑负责协调运动

　　大脑发出动作指令后，负责协调运动的小脑就会通过脊髓将指令传达给全身的肌肉。人能走路、跑步，保持身体平衡，都是通过小脑的调控实现的。

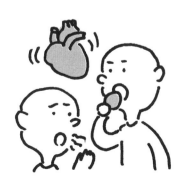

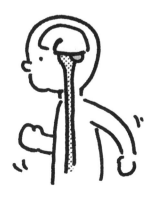

人有五种感觉

人可以通过眼睛、耳朵、鼻子、皮肤及舌头等感觉器官获取外界的信息，并通过神经传递给脑。这些感觉主要可以分为五类。

① 视觉

视觉是指眼睛看见物体形成的感觉。光线进入眼睛，通过神经传递到脑，脑便会感知到物体的存在。

② 听觉

听觉是指耳朵听到声音形成的感觉。进入耳朵的声音在耳朵深处形成感觉并传递给脑。

③ 嗅觉

嗅觉是指鼻子闻到气味形成的感觉。进入鼻子的气味经过鼻腔深处传递给脑。

④ 触觉

触觉是指人在触摸物体时，皮肤上的感受器感到的物体的质感及温度等信息。

⑤ 味觉

味觉是指舌头接触到食物后，舌头表面的味蕾所形成的感觉。

Chapter

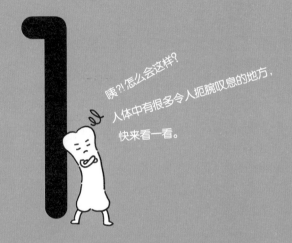

1

咦?!怎么会这样?
人体中有很多令人扼腕叹息的地方，
快来看一看。

第1章

令人遗憾的人体

阑尾不是多余的，
不能随便切除

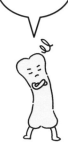

原来阑尾在默默地帮助我，我也要保护好阑尾！

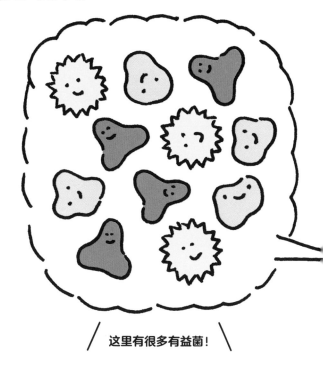

这里有很多有益菌！

你听说过阑尾吗？大肠的起始端叫做盲肠，阑尾则位于盲肠的末端，是一段小手指大小的盲管。阑尾感染了细菌会引发阑尾炎，如果炎症太严重，就必须做手术切除阑尾了。

为什么要切除阑尾呢？因为人们曾以为，在人类漫长的进化过程中，阑尾逐渐变成了一个没什么用处的"多余器官"。但最近的研究发现，不应该轻易切除阑尾。

因为阑尾可以产生大量有益菌，保护肠道！有益菌从阑尾进

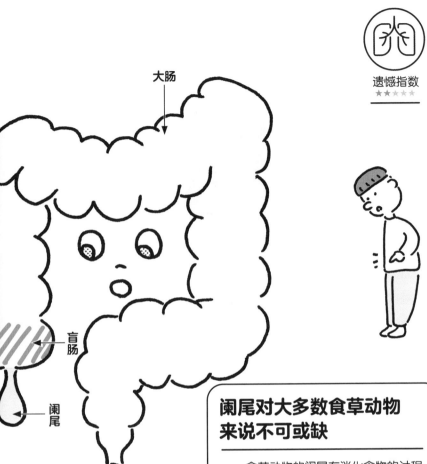

大肠

盲肠

阑尾

入肠道，可以维持肠道菌群平衡。只要改善饮食习惯，就可以增加肠道内的有益菌，保持健康的身体状态。因此，切除阑尾虽然不会影响正常生活，但最好还是别切除。

阑尾对大多数食草动物来说不可或缺

食草动物的阑尾在消化食物的过程中起着至关重要的作用！食草动物以植物为食，但并不能直接消化植物中的纤维。阑尾里有很多细菌可以分解植物纤维，帮助食草动物消化食物。

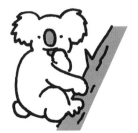

21

脾其实很有用!

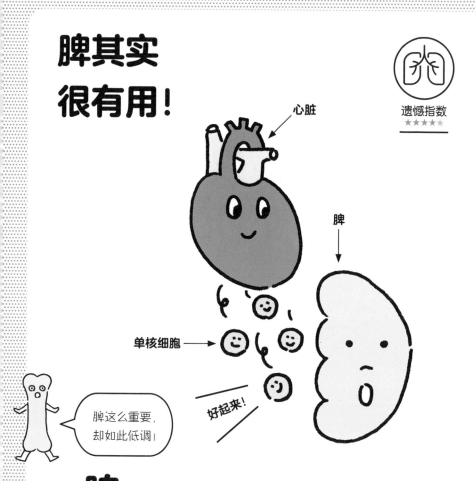

遗憾指数
★★★★☆

心脏

脾

单核细胞 →

好起来!

脾这么重要,却如此低调!

脾这个器官平时比较低调,它位于腹腔的左上方,能清除血液中衰老的红细胞,消灭侵入人体的病原菌。

人们过去一直认为没有脾也不会危及生命,所以患白血病的人经常会通过手术切除脾。

但是,近期的研究发现,脾在人体中发挥着重要作用。脾里有大量可以抵御病原体的单核细胞。当身体受到疾病侵袭时,脾会"派出"大量单核细胞保护身体。所以,与切掉了脾的人相比,拥有脾的人能恢复得更好。

不受欢迎的智齿

遗憾指数
★★☆☆☆

太挤了！

智齿

智齿的位置

我挤！

哎呀，智齿竟然与智商无关！

你 听说过智齿吗？智齿是第三颗磨牙，位于口腔最深处，一般会在十几岁到四十岁之间萌出，并非所有人都会长智齿。

如果智齿萌出的方向不对，就会挤压旁边的牙齿，可能会引发剧烈的疼痛。而且，智齿的位置靠后，刷牙时很难刷干净，可能还会引发龋齿或牙周病。智齿会带来这么多麻烦，所以大多无法逃脱被牙医拔掉的命运。

因为智齿一般在人的心智比较成熟时萌出，所以被叫做智齿。然而，虽然名字很好听，智齿却并不太受欢迎。

人出生以后
肚脐就没什么用了

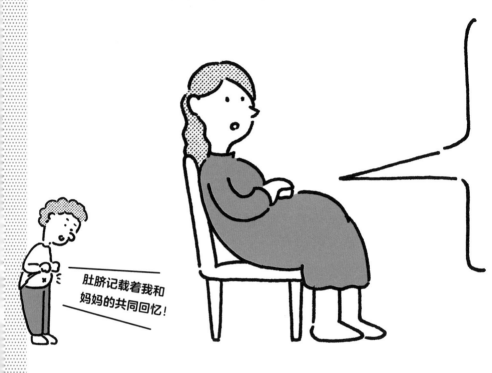

肚脐记载着我和
妈妈的共同回忆！

每个人的肚子上都有一个肚脐，但它实在太没有存在感了，或者说得更直白一些，肚脐一点儿用都没有。

当我们还在妈妈的肚子里时，肚脐起着举足轻重的作用，因为通过脐带连着胎盘，胎儿才能从妈妈的血液里获取氧气和营养，不断发育成长。同样，胎儿产生的二氧化碳等废物也需要通过脐带进入妈妈的血液，才能释放出去。

婴儿出生时都带着脐带。不过出生以后，婴儿可以独立呼吸，

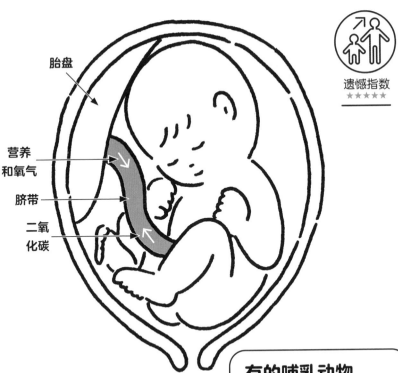

胎盘

营养和氧气

脐带

二氧化碳

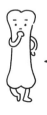

这样看来肚脐是很有纪念意义的！

并从妈妈的乳汁中获取营养，就不再需要脐带了。于是，脐带就会被剪掉，肚脐就是这时留下的痕迹。

所以说，肚脐是一个纪念，记录着孩子出生前和妈妈的密切关系。

有的哺乳动物没有肚脐

狗、海豚和人类等哺乳动物出生前需要在妈妈的肚子里发育，所以一般都有肚脐。

不过，袋鼠和考拉虽然也是哺乳动物，但却没有胎盘，它们把未发育完全的宝宝放在腹部的育儿袋中喂养，所以是没有肚脐的。

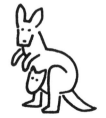

25

胃有时
会腐蚀自己

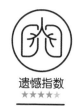

遗憾指数
★★★★☆

胃是一种消化器官，可以暂时存储和消化食物。但是，你知道吗？胃不仅能消化食物，有时也会腐蚀自己。胃内侧凹凸不平的胃壁可以分泌含有强酸的胃液，胃液能把食物溶解成易于吸收的糊状，但一般不会腐蚀到胃。

这是因为胃壁除了分泌胃液，还会分泌黏液，在胃的内侧形成保护膜。胃里的黏液黏性很强，不容易流失，而且含有能中和胃酸的成分。因此，胃液溶解食物时不会对胃造成伤害。

但是，吃得太多或者压力太大可能导致胃液和黏液失衡。如果黏液太少，或者胃液太多，胃就会遭到胃酸的腐蚀。严重时，甚至会导致胃穿孔，这时黏液也保护不了胃了。

吃饭八分饱，不用把医找。

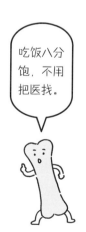

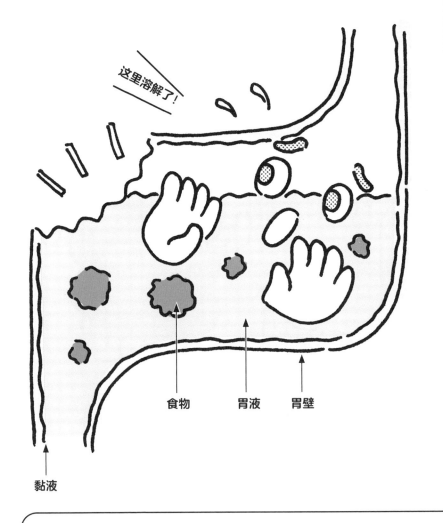

这里溶解了！

食物　胃液　胃壁

黏液

胃几乎感觉不到烫

即使是特别烫的食物，在经过喉咙后，我们就感觉不到烫了，这是因为喉咙下方的食管和胃里几乎没有能感觉烫的神经。有人喜欢喝刚烧开的热水，或者吃滚烫的食物，其实这种做法有害健康，太烫的食物会把胃烫伤，胃只是感觉不到烫而已。

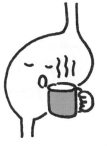

小肠可以代替胃，但没有胃的人很容易生病

遗憾指数
★★★★☆

呃，我尽量吧……

小肠 →

胃 →

虽然少了一些器官也能活下去，但身体就没有以前好了。

请你来接我的班吧！

拜托啦！

某些人因为生病不得不把胃全部切除，你可能会想，没有胃就不能吃东西了吧？

其实人体十分神奇，切掉了胃，还可以用胃下面的小肠来代替。不过，小肠不能分泌胃液，所以就不能像以前一样想吃什么就吃什么了。而且，用小肠代替胃容易消化不良，导致身体生病。

其他器官也是如此，虽然每个人都有两个肺和两个肾，就算只剩一个也能正常生活，但与拥有两个器官的人相比，健康还是会大打折扣的。

大肠需要借助外力才能消化食物

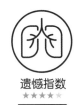

遗憾指数
★★★★☆

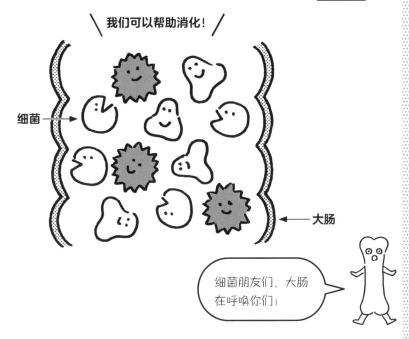

我们可以帮助消化！

细菌

大肠

细菌朋友们，大肠在呼唤你们！

食物必须经过十二指肠、小肠以及大肠的消化，才能变成身体所需的营养物质。所以大肠也是消化器官，但大肠无法靠自己独立消化食物。

那么，大肠究竟是如何消化食物的呢？答案就是借助细菌的力量。肠道中有很多种细菌，功能各不相同——有的能消化脂肪，有的能分解肉类，还有的能吸收多余的水分。多亏了它们的帮助，大肠才能吸收食物的营养。

大肠中的细菌数量惊人，总重量竟有1千克呢！

肝脏超能忍，
生病容易被忽视

遗憾指数
★★★★★

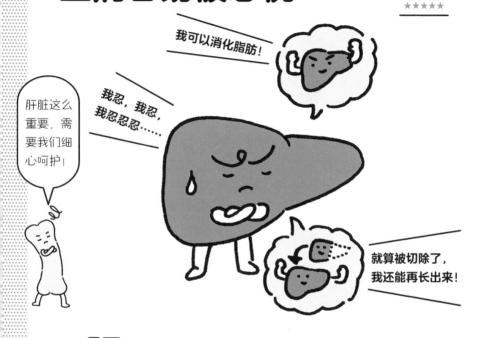

肝脏位于腹腔的右上方，具有很强的忍耐力，被称为"最沉默的器官"，所以肝脏患病时往往没有明显的症状，导致病情被延误。

肝脏是人体内最大的内脏器官，它能分泌胆汁消化脂肪，将营养物质转化为易于吸收的形态，还能中和身体内的有害物质，具有很多重要作用。肝脏生病甚至可能会危及生命。

不过，肝脏的再生能力也很强，就算被切掉四分之三，也只需半年左右就能恢复到原来的大小。虽然忍耐力太强不太好，但肝脏真的很能干！

后背
反应很迟钝

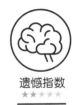

遗憾指数
★★☆☆☆

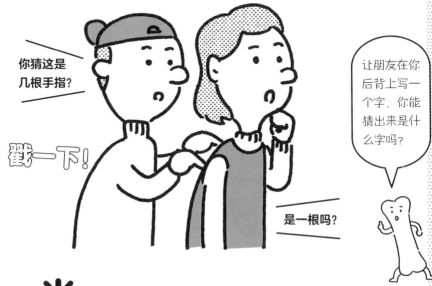

你猜这是几根手指?

戳一下!

让朋友在你后背上写一个字,你能猜出来是什么字吗?

是一根吗?

当我们的手指触碰到物体时,马上就会产生感觉。可背部却要迟钝得多,感觉一点儿都不灵敏。

你可以和朋友做一个小实验,让朋友把两根手指分开3厘米左右的距离,同时轻触你的后背,你可能只会感觉到一根手指。但如果触碰你的指尖,即使两根手指只相隔5毫米,你也一定能感觉到有两根手指。

感知外界刺激形成感觉的部位叫做感觉点,后背上的感觉点比较少,而手指上的感觉点很多。这是因为,越是事关生存的重要部位,越需要能敏锐地感知疼痛,而后背受一点伤并无大碍,所以反应就比较迟钝。

再厉害的硬汉
撞到胫骨也会疼哭

遗憾指数
★★★★☆

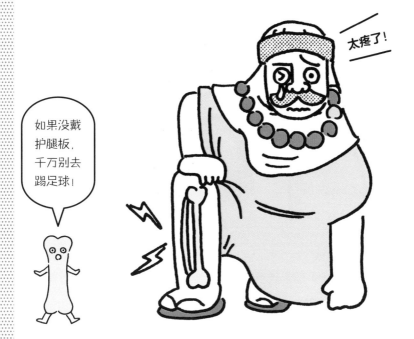

你 被撞到过胫骨吗？是不是疼得直流眼泪？其实，任何人被撞到胫骨都会疼得受不了，就连再厉害的硬汉也不例外。

小腿不同于大腿和胳膊，正面没有肌肉和脂肪，几乎就是皮肤包裹着骨头的状态。骨头本身并不能感知疼痛，但骨头表面有一层骨膜，里面有很多能感知疼痛的神经，所以就算只是轻轻地撞到胫骨，也会让人疼得直流泪。

人体里的时钟

生物钟负责
调控生活的节奏

到了清晨，人们就会自然而然地醒来，到了夜里，该睡觉时就会感到困意来袭，而到了该吃饭的时候，肚子就会咕咕叫……就好像我们的身体里有一个时钟，掌控着我们的生活。

其实，人体里的确有一个时钟——生物钟。生物钟由脑中一个叫做视交叉上核的部位控制着，这个部位会根据人体的生活节奏，调节各种激素的分泌。比如，早晨分泌让我们醒来的激素，夜晚则分泌促使我们入睡的激素。

你知道吗？身体里的所有器官都有自己的生物钟，它们根据视交叉上核的指令发挥相应的作用。

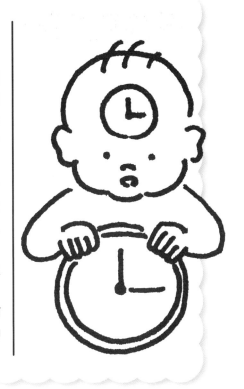

多出来的1小时

人体生物钟有一个不可思议的特点：地球上的一天只有24小时，而人体生物钟的一天却有25小时。也就是说，生物钟每天都会多出1小时。不过，只要沐浴到清晨的阳光，人体里的生物钟就会自动重置，消除多出来的时间。

火星上的一天也是25小时，所以也有人大胆猜测，人类的祖先也许是从火星来的移民。这个想法也太大胆了吧？

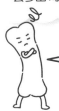

早上起不来、晚上睡不着，我的生物钟已经乱透了。

断过的骨头
不会变得更结实！

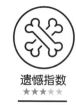

遗憾指数
★★★☆☆

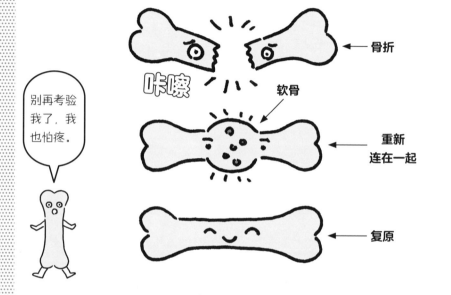

骨折

软骨

咔嚓

重新
连在一起

别再考验
我了，我
也怕疼。

复原

如 果我们摔倒时撞到了骨头，很可能会骨折，但只要把骨折的地方固定好，骨头还会重新长好。有人认为骨折之后康复的骨头会比之前更结实，就像越挫越勇的英雄一样！如果真是这样的话，骨折那么疼也算没白挨了……可是，真相并没有这么美好。

骨折的地方会长出软骨，将断裂的骨头连起来，直到骨头恢复原本的形状和硬度。在这个过程中，骨折的地方看上去会变粗，所以可能就会有人误以为是骨头变得更结实了，但其实骨头这时还没有彻底复原，非常脆弱。

人的左眼和右眼
不会兵分两路

遗憾指数
★★★★★

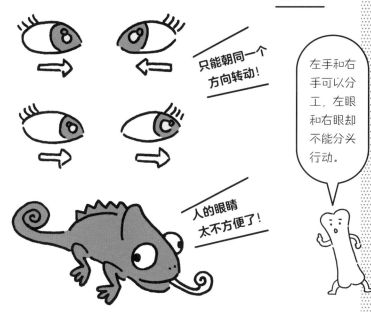

只能朝同一个
方向转动！

人的眼睛
太不方便了！

左手和右
手可以分
工，左眼
和右眼却
不能分头
行动。

变色龙在寻找猎物时，两只眼睛可以分别转向不同的
方向。人类的眼睛却无法这样，两只眼睛只能同时看着同一个方
向，看右边时，左眼和右眼都会往右转；看上方时，两只眼睛就
会同时向上转。

那人们常说的"斗鸡眼"呢？"斗鸡眼"的人左眼球偏右，
右眼球偏左，看上去似乎朝着不同的方向，但其实两只眼睛都看
着中间，从这个意义上来看，仍旧是同一个方向。

而且，就算我们的左眼和右眼能同时转到不同方向，也看不
清东西，因为人眼在这种状态下是无法聚焦的。

雄性激素太多
要小心谢顶!

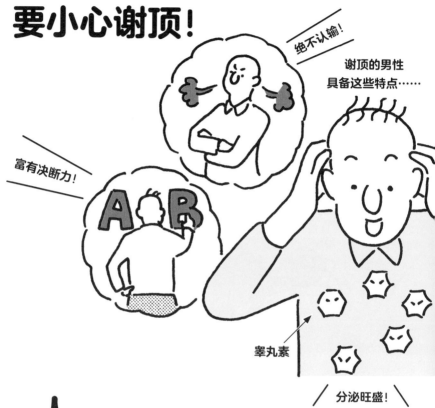

绝不认输!

谢顶的男性
具备这些特点……

富有决断力!

A B

睾丸素

分泌旺盛!

人体分泌的各种化学物质中,有一种叫做睾丸素的雄性激素,它会让男性看上去更具有男子汉魅力,但如果雄性激素分泌太多的话,会导致谢顶!

这是因为部分睾丸素会转化为导致脱发的激素,睾丸素越多,生成这种激素的概率越大,谢顶的可能性就越高。

可能有人会想,"我不想谢顶,最好别分泌睾丸素。"但睾丸素对男性来说极为重要,它的主要功能是促进肌肉和精子生成,对增强肌肉也有不可替代的作用。一般而言,与女性相比,男性

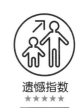

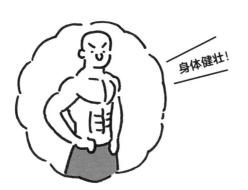

身体健壮！

运动神经发达！

哎呀，我可不想
"聪明绝顶"！

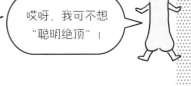

的骨骼更结实、肌肉更强壮，这都是睾丸素的功劳。此外，它还会影响性格，睾丸素分泌旺盛的男性一般决断力和专注力更强、运动神经更发达、更有野心，不会轻易认输。有数据表明，很多事业成功的人睾丸素水平都比较高。

谢顶可以治疗！

如果谢顶了也不必担心，现在有一些方法能让头发重新长出来。如果谢顶了，可以去医院检查，医生会开一些防止睾丸素转化为脱发激素的药物给患者治疗。此外，谢顶还能通过植发的途径来解决。

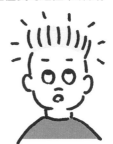

憋住没放的屁
都去哪里了？

遗憾指数
★★★★☆

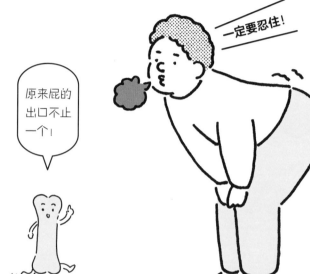

一定要忍住！

原来屁的
出口不止
一个！

哎呀，糟糕！明明正上着课，你却突然很想放屁！要是忍不住可就太尴尬了……忍着忍着，屁好像消失了！你终于长舒了一口气。可你知道吗？这一口气说不定就是刚才憋住没放的屁！

我们吃东西时一块吸进身体里的空气，其实就是屁的主要成分，屁的来源还包括肠道里的微生物分解食物时产生的气体。这些气体混在一起，最终通过肛门排出体外。

如果想放屁的时候强忍住不放，气体会进入血液，一部分气体会通过呼吸排出来，容易口臭。屁憋久了还可能导致肚子痛，所以想放屁的时候就别强忍着了。

坐飞机时
格外想放屁!

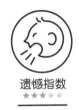

遗憾指数
★★★☆☆

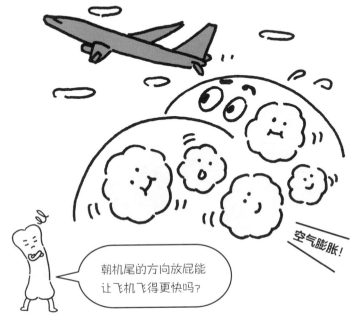

空气膨胀!

朝机尾的方向放屁能让飞机飞得更快吗?

　　一般来说,人每天大约要放5次屁。但你知道吗?当我们在坐飞机时,放屁的次数会增加到3倍以上。你有没有发现自己坐飞机时会比平时更想放屁?

　　这主要是气压的变化造成的。气压是大气的重量所产生的压力,海拔越低气压越高,海拔越高则气压越低。当气压变低时,气体就会膨胀。

　　飞机在高空中飞行,虽然机舱里的空气是经过加压处理的,但还是会比地面的气压水平低一些。这样一来,人体内的气体膨胀,放屁的次数自然就会增加了。

人到中年，
就会变得大腹便便

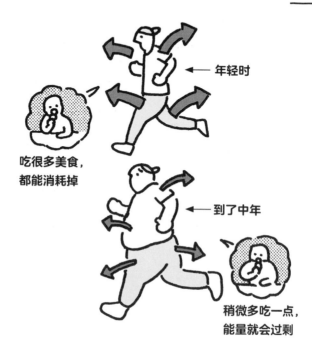

年轻时

吃很多美食，
都能消耗掉

到了中年

稍微多吃一点，
能量就会过剩

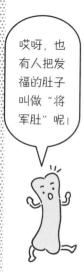

哎呀，也有人把发福的肚子叫做"将军肚"呢！

你 有没有发现，爸爸妈妈的肚子几乎都是肉嘟嘟的呢？

其实，人到了四五十岁，就算仍旧保持和年轻时一样的运动量，也容易变胖。

这是因为中年人身体消耗的能量变少了。

即使人体处于静止状态，也需要维持体温、呼吸等，主要是肌肉在消耗能量。人到中年后，肌肉逐渐流失，消耗的能量也会急剧减少。如果饮食的量还和年轻时一样，能量在身体里越攒越多，自然就会越来越胖了。

不好好睡觉
会长胖

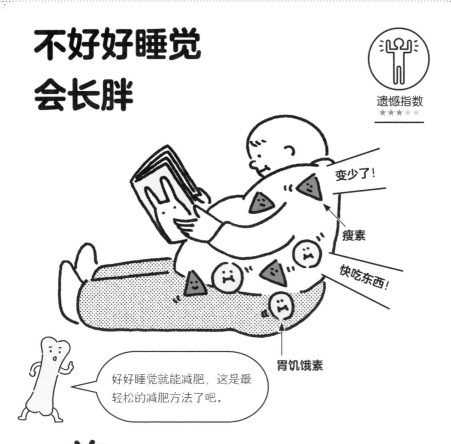

变少了!

瘦素

快吃东西!

胃饥饿素

好好睡觉就能减肥,这是最轻松的减肥方法了吧。

连续几天不好好睡觉的话,身体会变得很疲劳。你可能觉得熬夜这么累,会让人变瘦,但事实恰恰相反,熬夜会让人容易变胖。

如果该休息的时候没有休息,身体就会储存能量来维持长时间运转。在这种状态下,身体分泌的抑制进食欲望的瘦素会减少,增进食欲的胃饥饿素会增加,人就会吃下更多食物。

即使是小朋友也千万别掉以轻心,有研究表明,与每天睡够8小时的小朋友相比,每天只睡6~7小时的小朋友长胖的概率要高出2.5倍。

每天睡10小时以上，死亡风险反而更高

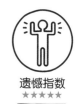

遗憾指数
★★★★★

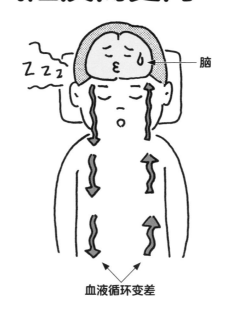

脑

血液循环变差

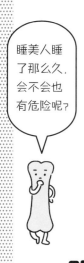

> 睡美人睡了那么久，会不会也有危险呢？

睡眠不足有害健康，所以大家要保证充足的睡眠。不过，凡事都是过犹不及，睡眠时间超过10小时不仅不利于健康，反而会增加死亡风险。

有一项关于日本人的睡眠时间的统计结果显示，睡眠时间保持在7小时左右的死亡风险最低，如果睡眠不足4小时，死亡风险会增至1.6倍，而超过10小时的话，死亡风险竟然高达1.7~1.9倍！

这是因为如果睡眠时间过长，脑会变得很疲劳。一直躺在床上会让血液循环变差，脑无法获得充足的氧气和营养，功能就会下降。不过这也不是绝对的，据说天才科学家爱因斯坦每天就要睡够10小时才行。

久坐不动
会增加死亡风险

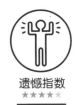

遗憾指数
★★★★☆

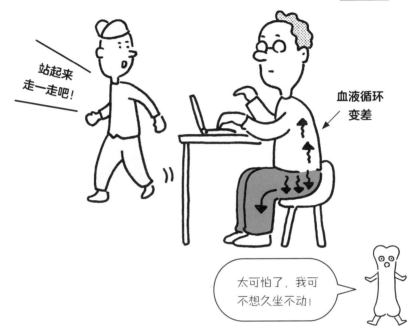

站起来
走一走吧!

血液循环
变差

太可怕了,我可
不想久坐不动!

认真专注地学习和工作虽然是好事,但久坐不动其实非常危险。久坐时间越长,死亡风险就越高。据说与每天坐不到4小时的人相比,久坐超过11个小时的人的死亡风险会增至1.4倍。

这是因为久坐会影响腿部的血液循环,导致氧气及营养不能及时输送至全身。长期久坐的人容易患上肥胖症、糖尿病,甚至可能因为血管问题导致死亡。还有一些数据显示,久坐的人更容易得癌症。不过别太担心,只要每隔30分钟到1个小时就站起来走动2~3分钟,就能减少这些风险。

再怎么注重养生，寿命都是有限的

遗憾指数
★★★★★

人们常说今后是"百岁人生"时代，意思是说如果人的寿命能超过100岁，生活方式也需要改变。

日本是世界上最长寿的国家，男性的平均寿命为81岁，女性为87岁。虽然看起来好像距离"百岁人生"还有一些距离，但实际上人类的寿命完全有可能更长。

人体由细胞组成，细胞衰老后会分裂产生新细胞，通过细胞的新旧交替，保持身体健康。一个人体细胞可分裂约60次（120年），也就是说，从理论上来说，人可以活到120岁左右。迄今为止，世界上最长寿的人寿命高达122岁，似乎也验证了这个说法。

人类目前的平均寿命距离120岁还很远，也许120岁就是最理想的状态了。

话说回来，无论再怎么努力保持健康和规律的生活，再怎么避免疾病和伤痛，寿命都是有限的，人生最长也不过120年！

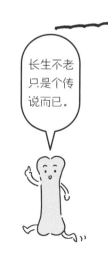

长生不老只是个传说而已。

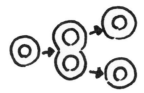

细胞可以分裂约60次、120年

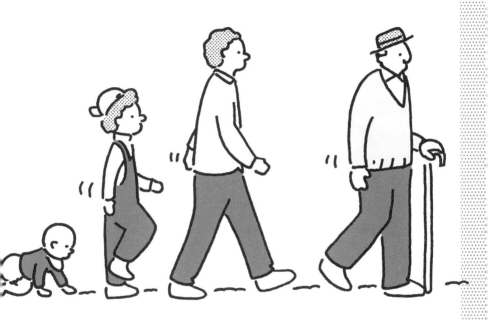

长生不老的水母

　　地球上有一种生物能够长生不老，那就是灯塔水母。灯塔水母孵化后逐渐长大，到了性成熟阶段就会变回幼虫状态，重新成长。可如果被天敌吃掉了，灯塔水母的寿命就结束了。

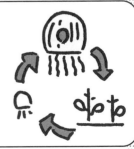

人体的世界之最*

*本专栏数据均为截至本书日文版2018年出版时的数据。

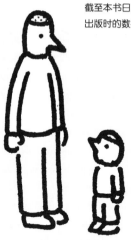

全世界最高的个子：272厘米

全世界个子最高的人是美国人罗伯特·潘兴·瓦德罗，身高为272厘米，最矮的人是尼泊尔人钱德拉·巴哈杜尔·唐吉，身高仅54.6厘米。全世界人的平均身高为167厘米。

全世界最重的体重：635千克

美国人约翰·米诺奇的体重在巅峰状态时曾重达635千克。目前在世的人中，体重最重的是墨西哥人胡安·佩德罗，重达549.8千克，不过他正在努力减肥。

全世界最长的鼻子：8.8厘米

全世界鼻子最长的人是土耳其人梅赫梅特·奥兹约雷克，他的鼻子从鼻梁到鼻头加起来长达8.8厘米。

全世界最长的舌头：10.1厘米

美国人尼克·斯托贝尔拥有全世界最长的舌头，长达10.1厘米，据说他的舌头不仅能舔到自己的鼻子，甚至还能够到下巴。

全世界最长的头发：
562厘米

　　中国人谢秋萍是全世界头发最长的人，2004年她的头发长度为562厘米，现在或许还要更长。

全世界最长的腿：
超过132厘米

　　俄罗斯人伊卡特琳娜·利西娜拥有全世界最长的腿（指从胯骨到脚跟），她的左腿长132.8厘米，右腿长132.2厘米，身高为205.16厘米。

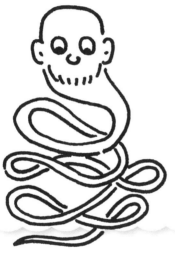

全世界最长的胡子：
550厘米

　　印度人拉姆拥有全世界最长的胡须，长约550厘米。他从十几岁开始蓄胡子，坚持了40多年，他的胡子还在继续长，应该会不断刷新纪录。

全世界最长的指甲：
985厘米

　　美国人马尔文所有手指甲的总长度达985厘米，堪称全世界指甲最长的人。印度人奇拉尔是单手手指甲最长的人，他的左手指甲长度总和为909.6厘米。

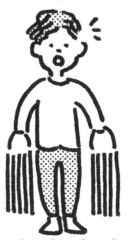

不知道他们会不会觉得困扰呢？

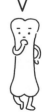

吃得太快
容易被噎着

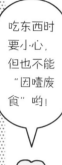

吃东西时要小心，但也不能"因噎废食"哟!

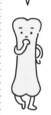

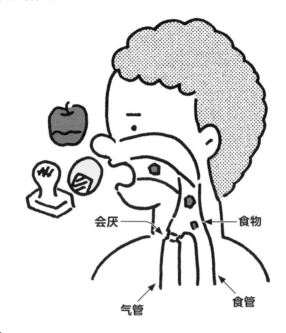

会厌　食物

气管　食管

你有过肚子特别饿，所以吃东西时咽得太快而被噎着的经历吗？那种感觉特别难受，每个人应该都经历过，这其实与我们喉咙的构造有关。

位于喉咙深处的气管和食管分别是空气和食物的通道。气管的入口处有一个叫做会厌的部位，它能像盖子一样，在呼吸时打开，在咽东西时关闭。

如果吃东西时吃得太快，会厌打开或关闭的时机不对，食物误入气管，我们就会被噎着或呛到。所以，吃东西时一定要细嚼慢咽。

洗得太彻底，
身体反而会难闻

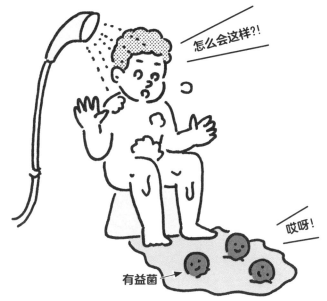

怎么会这样?!

洗澡也不能用力过猛，否则过犹不及!

哎呀!

有益菌

身体脏了的话，会变得很难闻，所以很多人洗澡时都会仔仔细细地搓洗身体。遗憾的是，这种做法是错误的。

我们的皮肤上有很多微生物，既有能产生好闻气味的有益菌，也有会让身体闻起来臭臭的有害菌。通常，皮肤上的有益菌数量多于有害菌，能抑制有害菌滋生，保持皮肤的健康。

洗澡会洗掉90%的有益菌，其余10%的有益菌会在24小时之后恢复到正常水平。但如果洗澡洗得太彻底，皮肤上的有益菌就会大大减少，从而无法抑制有害菌滋生，即使明明已经洗得很彻底，但身体还是会挺难闻的。

拔哪边的鼻毛，
哪边的眼睛就流泪

遗憾指数
★★★★☆

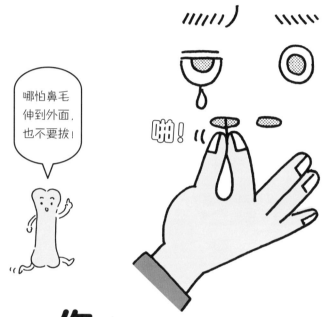

哪怕鼻毛伸到外面，也不要拔！

啪！

你知道吗？即使拔鼻毛不那么疼，你也会流眼泪。而且，拔右鼻孔的鼻毛时，只有右眼会流泪，而拔左鼻孔的鼻毛时则只有左眼会流泪！

这是因为各种神经在鼻腔里汇聚成神经节，感知鼻子内部刺激的神经细胞和控制流泪的神经挨得很近，所以拔鼻毛也会把刺激传递给控制流泪的神经。而且，左右两侧的神经节彼此独立，所以拔哪边的鼻毛，哪边的眼睛就会流眼泪。

不过，大家最好别去尝试这个实验。因为拔掉鼻毛之后，细菌很容易钻进毛孔里，搞不好还会发炎。

两个鼻腔
可以轮流工作

遗憾指数
★★★★☆

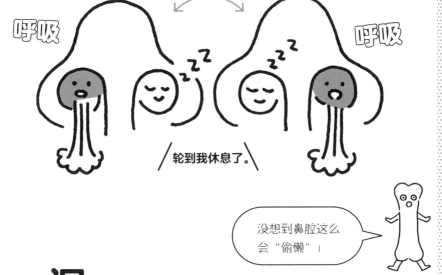

呼吸　　　　　　　　　　　　　呼吸

轮到我休息了。

没想到鼻腔这么会"偷懒"！

深吸一口气，你一定会觉得空气是从两个鼻腔进入身体的。实际上，这时只有一个鼻腔在工作，而另一个鼻腔则正在趁机休息，是不是很神奇？

鼻腔深处有由黏膜包裹形成的鼻甲。每隔1~2个小时，鼻甲就会肿胀变大，堵住鼻腔，让另一个鼻腔工作。这样不仅能提高呼吸效率，还能让两个鼻腔内的黏膜和感知气味的神经轮流得到休息。

所以说，鼻腔其实并不是偷懒，而是在有智慧地养精蓄锐，以便更好地工作！

为什么吃很热的东西时会流鼻涕?

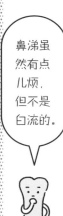

鼻涕虽然有点儿烦，但不是白流的。

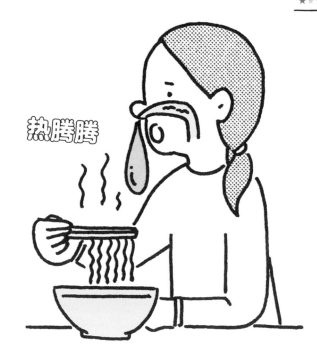

热腾腾

在寒冷的冬季，吃上一碗热腾腾的砂锅煲，真是太幸福了。不过明明没有感冒，吃着吃着却流出了鼻涕。

这是因为鼻子能调节进入体内的空气的温度。如果砂锅的热气直接吸进身体里，很可能会给肺造成伤害，所以鼻子深处感知到热气时，就会分泌很多黏糊糊的鼻涕使它冷却下来。这就是人在吃热腾腾的东西时会流鼻涕的真相。

反过来，当你突然从暖和的房间来到寒冷的户外时，身体也会分泌鼻涕来调节温度，让进入身体的冷空气变暖一些。

捏住鼻子，
你就尝不出味道了

遗憾指数
★★☆☆☆

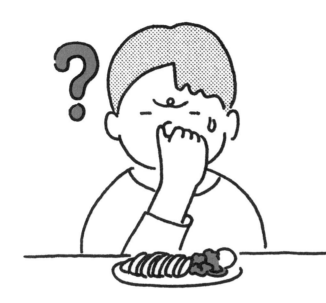

吃难吃的东西时捏着鼻子，就没那么难吃了。

感冒鼻塞时，吃平时最爱吃的东西也会觉得食之无味。之所以会出现这种现象，原因之一可能是身体状态确实不太好，不过还有一个更大的原因是鼻子闻不到气味了。

说到味道，大家一般都会觉得味道需要用舌头品尝，比如甜味和咸味。不过要想准确地捕捉味道，还必须将舌头感受到的刺激和鼻子感受到的气味结合起来才行。所以当鼻子闻不到气味时，吃东西就会觉得没有味道。

此外，味道也会受到视觉的影响。如果食物看上去一团糟，也会影响我们对其味道的判断。

大人爱吃苦瓜
是因为舌头变迟钝了

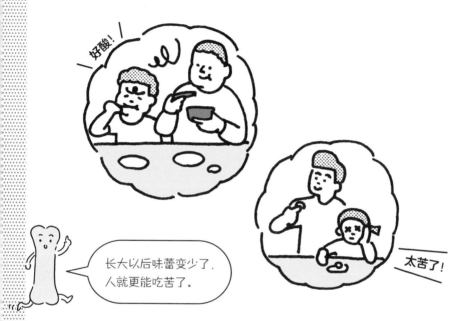

长大以后味蕾变少了，人就更能吃苦了。

很多大人爱吃炒苦瓜、酸辣汤，你是不是觉得很奇怪？大人为什么爱吃这些苦的、酸的或辣的食物呢？这是因为与孩子相比，大人的舌头变迟钝了。

一般情况下，大自然中有苦味的东西大多有毒，酸的往往已经腐烂变质，而甜的则可以食用。人类想生存下去，必须通过舌头表面的味蕾来品尝味道，避开可能有危险的东西。

味蕾就像"食物安全感应器"，孩子的味蕾数量更多，对味道特别敏感，所以孩子一般都无法接受苦的或酸的食物，而是喜欢吃甜食。

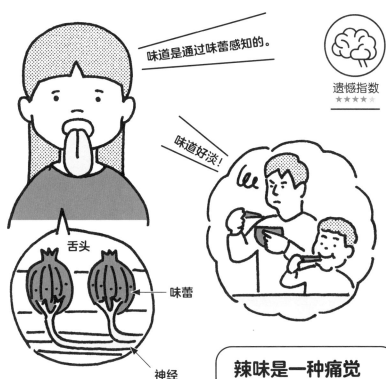

味道是通过味蕾感知的。

遗憾指数
★★★★☆

味道好淡！

舌头

味蕾

神经

但是，当我们长大以后，味蕾的数量逐渐减少，对苦味或酸味就不那么敏感了，习惯之后反而会觉得好吃。当然，这也是因为大人的经验更丰富，知道哪些食物危险。

此外，大人更喜欢吃味道浓烈的食物，也是因为味蕾减少了，吃清淡的食物会觉得没什么味道。

辣味是一种痛觉

味道可以分为酸、甜、苦、咸和鲜这五种，之所以没有辣味，是因为辣味其实不算是味道，而是一种痛觉。我们并不能通过味蕾感知到辣味，而是痛觉神经受到的刺激与气味混合在一起，才让人感觉到辣的味道。

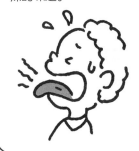

游戏是视力下降的罪魁祸首

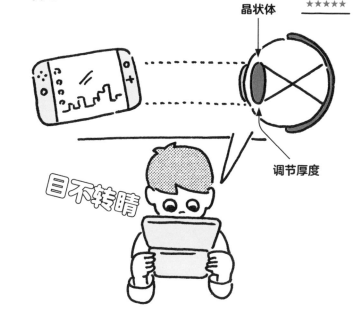

晶状体

调节厚度

玩游戏对眼睛造成的伤害比看书严重得多。

目不转睛

　　父母和老师肯定会经常提醒你，别在光线暗的地方看书，不然视力会变差。的确，过去人们一直是这样认为的。但是研究发现，在暗处看书并不会导致视力下降，长时间盯着游戏画面才是损害视力的罪魁祸首。

　　人在看东西时，需要通过晶状体聚焦，晶状体会根据物体的远近调节厚度，看近处时变厚，看远处时变薄。在光线较暗的环境中看书并不影响晶状体聚焦调节，所以不会影响视力。

　　但是，长时间玩游戏时，眼睛一直盯着同一个画面，晶状体的调节能力变差，视力就会下降了。

睁着眼睛打喷嚏，
小心眼珠子飞出去

遗憾指数
★★★★☆

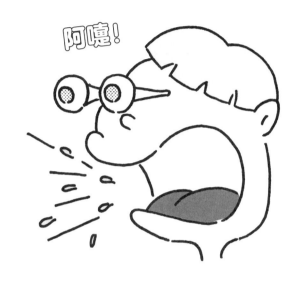

阿嚏！

世界那么美，我可不想弄丢了眼珠子。

很多人一到了灰尘比较多的地方就会忍不住打喷嚏。这是灰尘进入鼻腔后，刺激鼻黏膜里的神经，引发的防御性反应。打喷嚏就是为了把粘在鼻黏膜上的灰尘清理出去。

但是，你发现了吗？人打喷嚏时，都是闭上眼睛的。这是因为当我们打喷嚏时，脸部肌肉会不由自主地收缩，眼睛自然就闭上了。

如果你硬要睁着眼睛打喷嚏，或许也能做到，不过最好还是别这样做。因为打喷嚏时会产生强大的压力，说不定会把眼珠子震飞。

老年人耳背
从听不见
较高的声音开始

遗憾指数
★★★★☆

老年人看电视时，总爱把音量调到很大，和老年人说话也很费劲，他们经常听不清。人上了年纪后，听力会逐渐衰退，尤其是听不清比较高的声音，这是为什么呢？

声音的本质是空气的振动。耳朵深处的鼓膜接收到音波后产生振动，传送到听小骨，听小骨再将振动传送到形状很像蜗牛壳的耳蜗。耳蜗里的毛细胞感知到振动，将其转化为神经冲动，神经冲动通过神经传递给脑，于是人就会听到声音。

然而，随着年纪增长，毛细胞的数量会从耳朵入口处开始逐渐减少，入口处的毛细胞恰好是负责感知较高声音的。所以当老年人的听力衰退后，会先听不清女性或孩子的较高声音。当然，听力退化的程度因人而异，每个人开始耳背的时间也不尽相同。

以后跟老人说话时，我要把声音压低点。

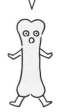

听觉的形成过程

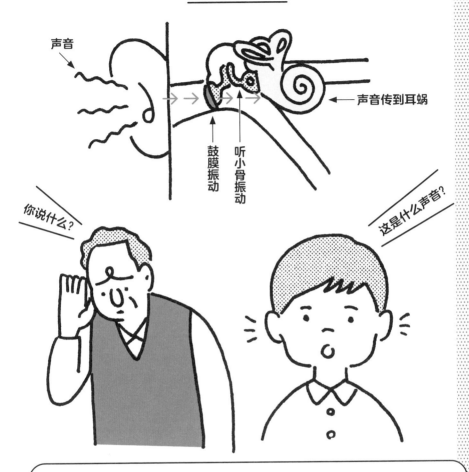

播放高音赶走吵闹的年轻人

  年纪大了会听不见高音，也就是说，年轻人能听见老年人听不见的高音。在日本东京足立区，经常到了深夜里，还有年轻人聚在公园里制造噪音，打扰别人休息。公园管理方想出了播放只有年轻人才能听到的刺耳高音的办法，巧妙地赶走了那些吵闹的年轻人。

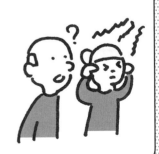

经常"咔咔"掰手指会导致关节粗大

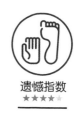

遗憾指数
★★★★☆

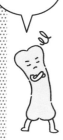

掰手指很酷，但如果伤到关节就糟了！

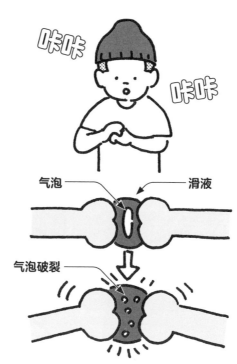

你的身边有喜欢把手指掰得"咔咔"响的人吗？他们可能不知道，经常掰手指，会导致关节粗大。不仅如此，这样做还可能引发炎症，甚至导致关节疼痛。如果你也有这种习惯，最好尽快改掉。

你也许会以为，掰手指关节时发出的"咔咔"声是骨头互相摩擦的声音，其实并非如此。手指关节间充满了滑液，能起到润滑的作用。掰手指关节时，滑液里面会产生气泡，我们听到的"咔咔"声其实是气泡破裂的声音。

无名指总是
跟着小指一起动

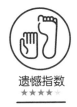

遗憾指数
★★★★☆

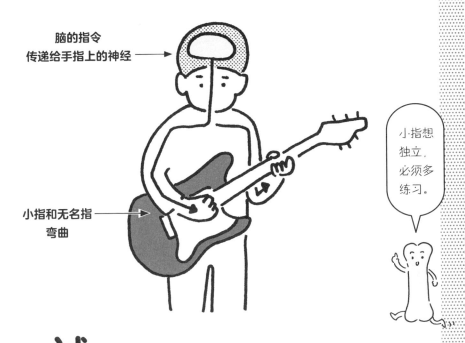

脑的指令
传递给手指上的神经

小指和无名指
弯曲

小指想独立，必须多练习。

试一试，你能在其他手指保持不动的同时，只把小指弯向手心吗？怎么样？很难做到吧？绝大多数人的无名指都会跟着小指一起动，是不是很神奇？这其实是脑和神经的作用。

脑发出让小指弯曲的指令，通过神经传递给控制手指的肌肉，但小指和无名指由同一根神经控制，肌肉也连在一起，所以虽然你只想弯曲小指，却会带着无名指一起动。

不过，也有一些演奏吉他等乐器的人能做到只弯曲小指或无名指。神经通过专门的训练变得更发达后，就能做到了。

没有指甲
就没法捏东西了

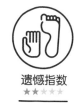

遗憾指数
★★☆☆☆

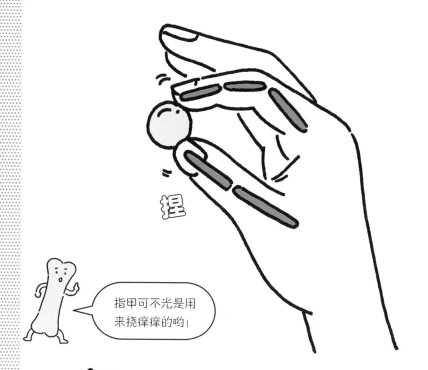

捏

指甲可不光是用
来挠痒痒的哟!

每个人的手指上都有指甲，却很少有人知道它到底有什么作用。实际上，没有指甲的话，人就没法捏任何东西了。

手指肚上没有骨头，只靠手指是拿不住东西的。坚硬的指甲能起到支撑作用，帮助手指在拿东西时使上力气。而且，指尖汇集了大量敏感的神经，指甲还能起到很好的保护作用。

脚趾甲的作用是支撑身体，帮助脚趾在走路时能更好地使上力气。如果没有脚趾甲，人就无法站立，也不能走路了。

人体是不会撒谎的?!

测谎仪能识破谎言

你听说过测谎仪吗? 顾名思义, 测谎仪就是检测受测者是否在说谎的仪器。

受测者回答各种问题时, 测谎仪可以记录他的血压、呼吸频率、心跳次数以及出汗情况。撒谎的人因为担心谎言被揭穿, 心跳和呼吸都会加快。

不过, 也有一些情况会影响测谎仪的结果, 比如受测者身体状况不好, 或者特别善于控制情绪等, 所以测谎仪并不能做到百分百准确。

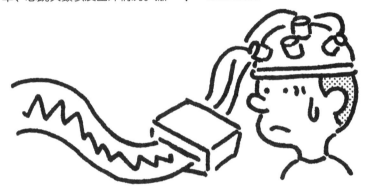

通过神态也能看出一个人有没有撒谎

实际上, 不用测谎仪也能识破谎言。

比如, 很多人在说谎时, 眼睛会不由自主地看向右上方。此外, 正常情况下, 人们每分钟会眨眼15～20次, 而研究表明, 人在撒谎时眨眼次数会增多。

另外, 撒谎会使鼻子四周的温度升高, 所以撒谎的人摸鼻子的次数也会增多。

这样看来, 人的身体的确很诚实。

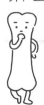

原来如此, 怪不得我一说谎就会脸红!

脑的重量与智商无关

遗憾指数
★★☆☆☆

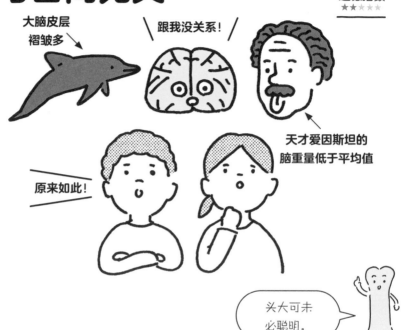

大脑皮层褶皱多

跟我没关系！

天才爱因斯坦的脑重量低于平均值

原来如此！

头大可未必聪明。

很多人认为脑越重，脑组织越多，人就越聪明，但其实脑的重量与智商并没有关系。

男性脑的平均重量约为1400克，但爱因斯坦的脑重量却低于平均值，只有1230克。而且，男性的脑比女性重，但智商却并不比女性高。

此外，人们还经常说，大脑皮层褶皱越多，智商越高。海豚和狗等智商较高的动物确实大脑皮层褶皱也比较多，从这个角度来看，二者之间可能存在某种关系，但就人类来说，大脑皮层褶皱多的人并没有更聪明。

望梅止渴
是脑的失误

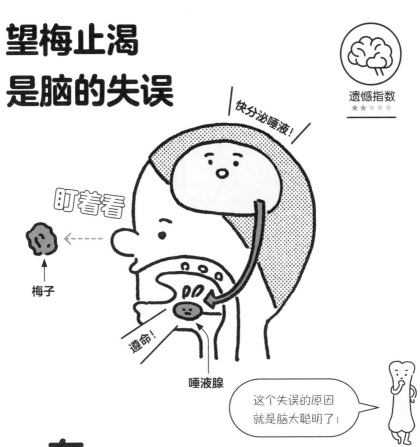

遗憾指数
★★☆☆☆

快分泌唾液!

盯着看

梅子

遵命!

唾液腺

这个失误的原因就是脑太聪明了!

有时候,我们只要看到很酸的东西,嘴里就会不断冒口水,这是因为脑提前发出了分泌唾液的指令。

口腔中的唾液腺负责分泌唾液,很多酸味食物中的成分会腐蚀牙齿,所以人在吃酸的东西时,会分泌大量唾液来冲淡酸性物质,保护牙齿。

如果你以前吃过梅子,脑就会牢牢记住这种酸味的刺激。当再看到梅子时,即使还没吃到嘴里,脑也会向唾液腺发出指令,让它分泌大量唾液。如果你没有吃过梅子,那看到梅子时,嘴里就不会冒口水。

海马体
只能存储
短时记忆

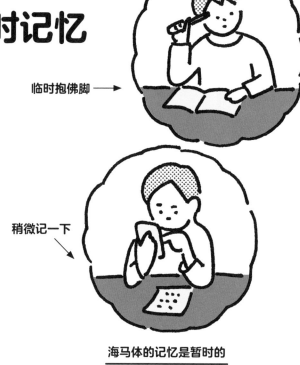

临时抱佛脚 →

稍微记一下

海马体的记忆是暂时的

看来"临阵磨枪，不快也光"应该改成"临阵磨枪，很快忘光"啊！

你有过这样的经历吗？前一天拼命背下来的知识点到了考场上却怎么也想不起来……这时可能很多人会怀疑自己的记忆力，但其实临时记忆的东西谁都会忘掉。

记忆分为两种，一种是短期存储在大脑里的短时记忆，如当天的日程安排等，另一种是不会轻易忘记的长时记忆，如从家到学校的路或家人的生日等。临时突击背诵的内容都属于短时记忆，暂时储存在海马体，几秒或几天之后就会忘记。那么长时记

第1章 令人遗憾的人体

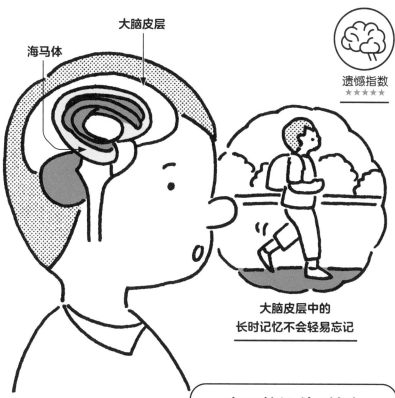

海马体

大脑皮层

遗憾指数
★★★★★

大脑皮层中的
长时记忆不会轻易忘记

忆是怎么形成的呢？长时记忆存储于大脑皮层，海马体暂时储存的短时记忆必须经过多次重复，才能储存到大脑皮层，成为长时记忆。

因此，学习还是需要日积月累，不能临时抱佛脚。

一次只能记住7件事

有一种观点认为，短时记忆一次只能记住大约7个信息。比如，面对10种陌生蔬菜，你一次大概只能记住7种。不过，如果每天都看着这些蔬菜，就会形成长时记忆，把它们全都记下来。

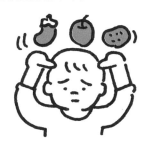

幻觉是
怎么一回事？

遗憾指数
★★★★★

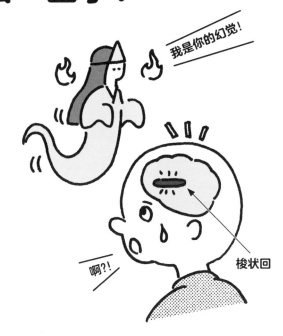

我是你的幻觉！

考试没考好，我真希望这只是幻觉。

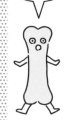

啊?!

梭状回

有时，人会看到实际上并不存在的东西，这就叫幻觉。听见本不存在的声音或闻到本不存在的味道也属于幻觉。

之所以会出现这些情况，大多是因为脑出了问题。脑里有一个叫做梭状回的部位，负责辨识面孔和身体。如果梭状回出了问题，人就可能看到实际上并不存在的人脸，或者在没有人的地方听到人的声音。

此外，还有一些情况是想象造成的。如果你一直盯着树木的纹理或某些污渍看，虽然明明知道它是什么东西，却会觉得好像看到了人脸。一旦产生了这个想法，那张人脸就挥之不去了。

人体会发光！
尤其是在生病时

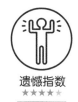

遗憾指数
★★★★☆

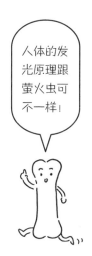

人体的发光原理跟萤火虫可不一样！

如果我告诉你，人体也能像萤火虫一样发光，你一定会觉得不可思议吧？这是真的。组成人体的细胞平时会发光，被称为"人体辉光"。细胞越活跃，发出的光就越强。

尤其是当人得了癌症，癌细胞不断增多时，身体发出的光会变得格外强烈。此外，也有数据表明，当人面临压力时，细胞发出的光也会更强。

不过，人体发出的光其实非常微弱，肉眼无法看到，需要在全黑的环境中使用特殊仪器才能看见。至于人体为什么会发光，仍是一个未解之谜。

手上的血管为什么是蓝色的？

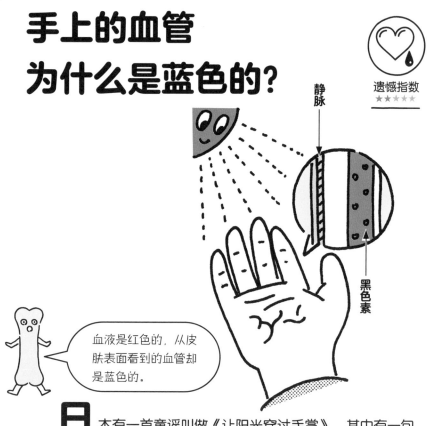

静脉

遗憾指数
★★★★★

黑色素

血液是红色的，从皮肤表面看到的血管却是蓝色的。

日本有一首童谣叫做《让阳光穿过手掌》，其中有一句歌词的大意是如果你用手掌对着太阳，就能看见鲜红的血液在血管里流淌，但其实这样做是看不到鲜红的血液的。

人体中的血管可以分为动脉和静脉。动脉血含有较多氧气，是鲜红色的；静脉血含有较多二氧化碳，是暗红色的。我们透过皮肤看到的基本上都是静脉。

另外，皮肤含有黑色素，能起到保护皮肤、避免晒伤的作用。从皮肤表面看到的静脉呈蓝色，是因为黑色素的颜色和静脉血的暗红色叠加在了一起，所以即使用手掌对着太阳也不会看到鲜红的血液。

压力太大或太小都会引发疾病

遗憾指数
★★★★★

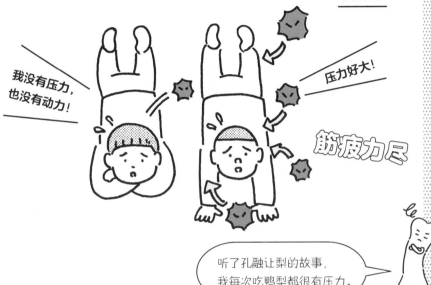

我没有压力，也没有动力！

压力好大！

筋疲力尽

听了孔融让梨的故事，我每次吃鸭梨都很有压力。

压力是人体在感知到炎热、寒冷、烦恼和紧张等各种刺激时产生的身心应激反应。

比如，班里有一个很讨厌的同学，或者必须要做讨厌的作业，都会让你感到压力。长期处于压力下，人会出现头痛、腹痛等症状，还会失眠，什么都不想做，影响身心健康。总之，压力太大会导致各种身体及心理疾病。

这样一来，很多人自然就会认为最好不要有任何压力。但实际上，如果处于一种完全没有压力的状态下，人也会失去活力，同样不利于身心健康。总之，我们要保持适度的压力，并学会调节心情，才能保持良好的生活状态。

免疫系统也会"好心办坏事"

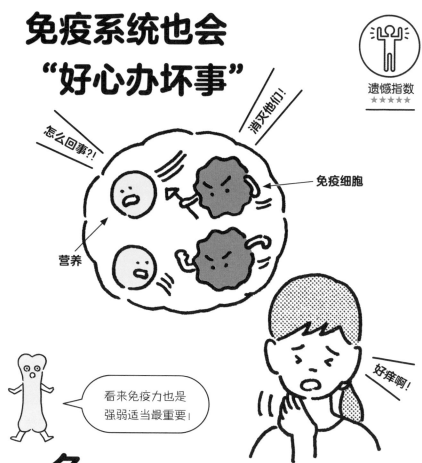

怎么回事?!

消灭他们!

免疫细胞

营养

看来免疫力也是强弱适当最重要!

好痒啊!

免疫是人体的防御机制，可以保护人体免受细菌、病毒以及病原体的侵害。免疫细胞将病原体消灭掉，身体才能保持健康状态。

但有时候，某些食物或花粉进入人体，会导致身体出现过度免疫。除了病原体，食物中的蛋白质等原本对身体有益的营养物质也会被免疫细胞当成有害物质受到攻击。这时，人就会出现咳嗽、全身发痒等症状，也就是过敏。

人体不能没有免疫系统，但过度免疫也很麻烦。

化妆虽好看，
但要小心细菌

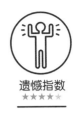

遗憾指数
★★★★☆

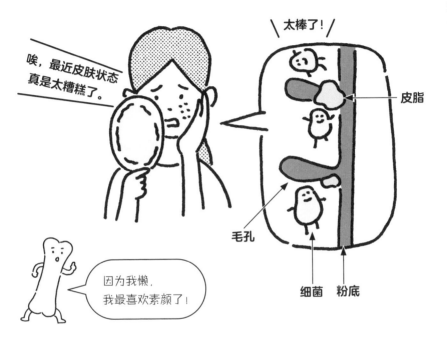

你身边有喜欢化妆的人吗？女性爱化妆就不用多说了，最近很多男性也开始化妆了。

化妆能遮住雀斑和皱纹，让人看起来更年轻漂亮。但一直化着妆会使皮肤和毛孔里的细菌增多，可能会让皮肤变差！

比如，粉底液会堵塞毛孔，皮脂等物质排不出来，就会为细菌繁殖提供营养。而细菌会导致皮肤粗糙，引发粉刺等问题。

所以，如果想保护皮肤，就尽量化淡妆，而且化妆后要彻底卸妆，做好清洁工作。

直立行走
既是进步也是负担

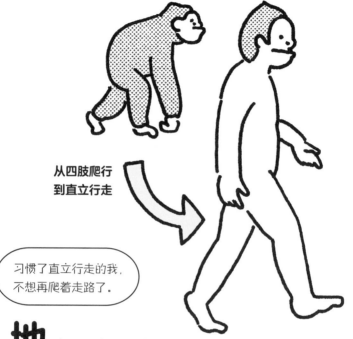

从四肢爬行
到直立行走

习惯了直立行走的我，
不想再爬着走路了。

地 球上所有动物中，只有人类真正实现了直立行走。这项进化帮助人类过上了与其他动物截然不同的生活，创造了人类文明。

不过，直立行走也给人体带来了很多负担。比如胃下垂，即胃的位置偏低，原本四肢着地爬着走路时，身体是向前屈着的，而当人站起来后，胃就变得更容易下垂了。胃下垂虽然不是特别严重的疾病，但也会使人身体瘦弱、体力不足。

同样，直立行走还让人更容易腰痛。腰痛也是人类特有的问题，因为整个上半身的重量都要由腰部承受，腰部负担过重就会

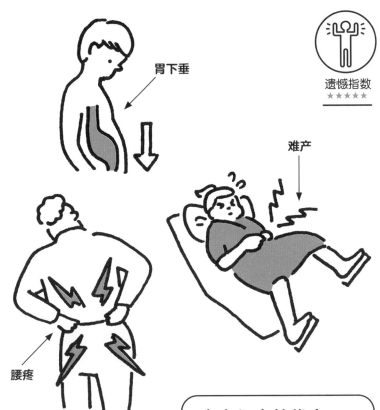

胃下垂

难产

腰疼

出现疼痛的症状。肩部酸痛的症状也是直立行走造成的，因为脖子到肩膀的部分必须承受手臂的重量。直立行走还影响了生育，人类直立行走后，骨盆逐渐变窄，更容易出现难产的情况。

看来，进化带来的未必全都是好处。

直立行走的优点

当然，直立行走也给人类带来了很多好处。首先，咽喉深处的空间变大了，所以人可以发出更多种声音，学会了运用语言。其次，直立行走比四肢着地行走更节省体力，并且解放了双手，促使人类学会了使用工具。

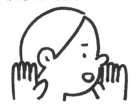

这样做可能是错的?!

鱼刺卡在喉咙里时，
千万不要大口吞米饭

你遇到过吃鱼时不小心把鱼刺卡在喉咙里的情况吗？

遇到这种情况时，经常会有人说赶紧咽一大口饭，把鱼刺顺下去，但这样做很可能会使鱼刺扎得更深、更牢。其实很多时候，鱼刺自己就能出来，可以先观察一下再说。

不过粗鱼刺不太容易出来，如果观察一两天后，发现它还是卡在喉咙里，就一定要去医院。

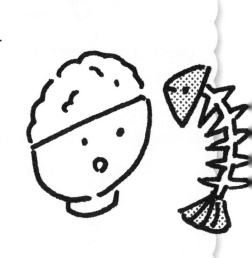

流鼻血时
不能用纸巾堵住鼻孔

很多时候，流鼻血是因为挖鼻孔或用力擤鼻涕导致鼻腔黏膜内的毛细血管破裂引起的。

很多人会用纸巾堵住鼻孔止血，但这样做会对鼻腔黏膜造成二次伤害。此外，仰头拍打后脖颈的做法也不对，因为这样会使鼻血流进喉咙里。

正确的做法是坐在椅子上，低下头，手指用力捏住鼻翼。如果鼻血一直止不住，就要尽快去医院。

游完泳后
不要用自来水洗眼睛

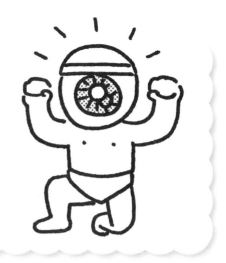

　　游完泳后，最好不要用自来水清洗眼睛。因为眼睛里的黏蛋白可以保护眼睛免受细菌侵害，洗眼睛会把黏蛋白冲走。此外，泪水一般能冲掉脏东西，所以平时不用特意清洗眼睛。

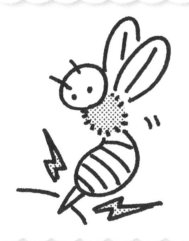

不要往
被蜜蜂蛰了的地方抹尿

　　过去人们常说，被蜜蜂蛰了要往伤口处抹尿消毒，但这么做没有任何意义。被蜜蜂蛰了后，要用力挤出毒液，如果有蜜蜂的尾针，还得把它拔出来，再用流水冲洗。记住，如果被胡蜂蛰了，必须立即去医院。

不要用力拉拽挫伤的手指

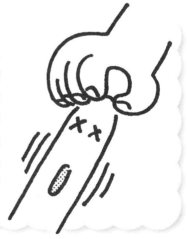

　　手指尖不小心撞到其他物体导致挫伤时，有人会用力拉拽手指，这么做不但治不好挫伤，反而可能会对手指造成二次伤害。因为当手指受到挫伤时，可能是连接手指肌肉和骨头的肌腱受了伤，也可能是发生了骨折。这种时候应该立即冰敷，并固定好手指。

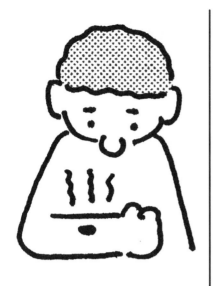

保持湿润
更利于伤口愈合

不小心摔倒受伤时，大多人都会在给伤口消毒后保持干燥，等伤口结痂后慢慢愈合。不过，近几年的研究发现，这样做会杀死促进愈合的皮肤细胞，不利于伤口愈合。

伤口渗出液体虽然看上去很疼，但这样可以愈合得更好。所以，最好不要把伤口完全晾干。

现在，有些创可贴具有保持伤口湿润的功能，可以试试看。

发烧时冷敷额头
起不到退烧的作用

很多人发烧时会用冷敷额头的方法降温，但实际上这样做只能让人感觉舒服一些，并不能起到降温的作用。正确的做法应该是冷敷脖子、腋下或大腿根部。因为当人在发烧时，血液温度上升，需要冷敷血管位置较浅的部位，才能起到降温的效果。

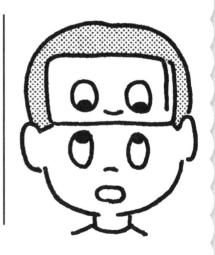

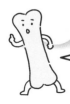

用错了方法会把事情搞得更糟！

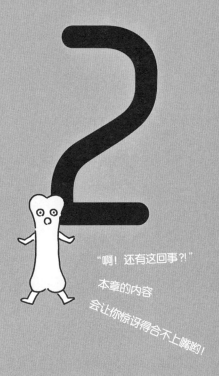

"啊！还有这回事?!"

本章的内容

会让你惊讶得合不上嘴哟!

第 2 章

令人惊奇的人体

今天的你
已不再是昨天的你

你可能会认为无论时间如何流逝，你就是你，身体是一成不变的。但实际上，你今天的身体就与昨天的身体不一样。

人体由大约37万亿个细胞构成，每个细胞都有一定的生命周期，每天都会有老的细胞死去、新的细胞诞生。如果没有新细胞代替死亡的细胞，细胞逐渐减少，身体无法保持健康状态，人就活不下去了。

此外，人体不同部位的细胞更新的速度也不一样。据说，更新速度最快的是胃和肠道内壁的细胞，几天就能更新一次。皮肤细胞每3周到1个月更新一次，血液中的红细胞是每4个月更新一次，骨细胞的更新周期约为5个月。也就是说，每隔几年，人体中几乎所有细胞就都更新了一遍。

那为什么身体明明已经更新了，你却觉得自己没有变呢？这是因为脑和神经的细胞属于例外，它们不会更新，脑没有变，所以你会觉得自己没有变化。

**血液中的
红细胞**

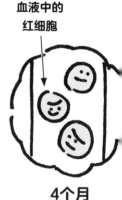

4个月

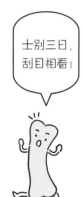

士别三日，
刮目相看！

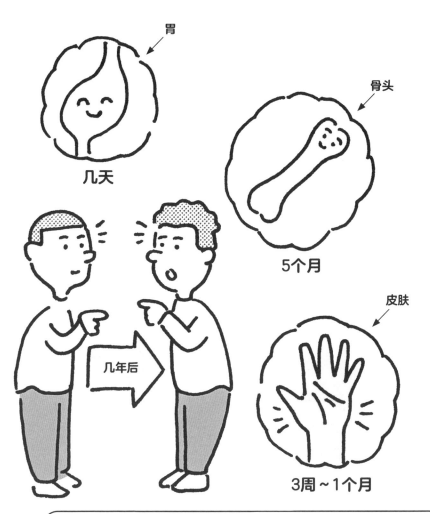

胃

几天

骨头

5个月

皮肤

3周~1个月

几年后

身体是靠一日三餐吃出来的

人体由细胞组成，而细胞是依靠我们摄入的一日三餐形成的。有了食物提供的营养，人体才能不断产生新细胞，替换老细胞。所以，为了产生健康的细胞，我们也要保持膳食均衡，养成良好的饮食习惯。

头发每天长0.2~0.3毫米

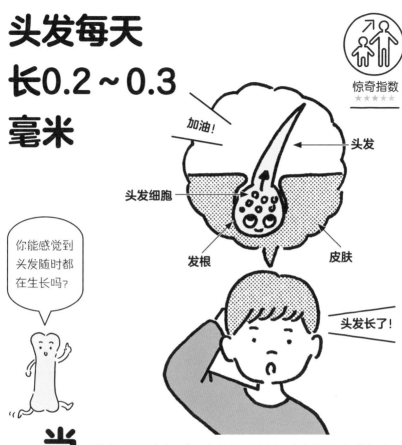

惊奇指数
★★★★★

加油！

头发

头发细胞

发根

皮肤

你能感觉到头发随时都在生长吗？

头发长了！

当头发被剪得太短时，也许你会希望头发能快点儿长出来，也有人觉得头发长得太长，发型就乱了，所以希望头发慢点长。但是，我们没法控制头发的生长速度，头发每天会长0.2~0.3毫米，每个月长出来的长度为1厘米左右。

那么，头发是从哪里生长的呢？其实头发是从发根生长的，而非发梢。发根长在头皮里，呈圆球状，就像植物的根一样，新细胞在这里形成，伸到皮肤外面，头发就变长了。

有一种说法认为头发剪得越勤长得越快，其实并非如此。头发的生长速度和每个人的生活习惯、饮食习惯有关。

血液是在骨髓中
形成的

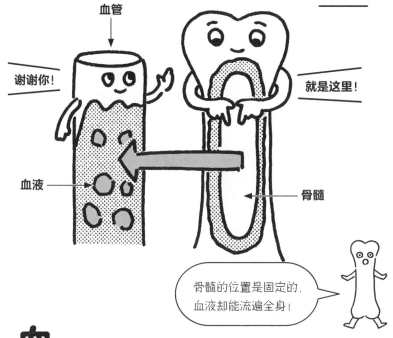

血管

谢谢你！

就是这里！

血液

骨髓

骨髓的位置是固定的，血液却能流遍全身！

血液在全身循环流动，不仅输送氧气、二氧化碳及营养物质，还可以抵御有害细菌的入侵。血液对人至关重要，那么，你知道血液的源头在哪里吗？

答案是骨髓！有的小朋友可能以为血液来自心脏等器官。不过，血液既然如此重要，就要在人体中最安全的地方制造，这个地方就是坚硬的骨头内部。

注意，并非所有的骨头都能造血。头部、背部等部位的骨头里有一种海绵状的组织叫骨髓，骨髓不停地造血，然后再通过骨头中的血管输送到全身的血管中。

婴儿的骨头比大人多

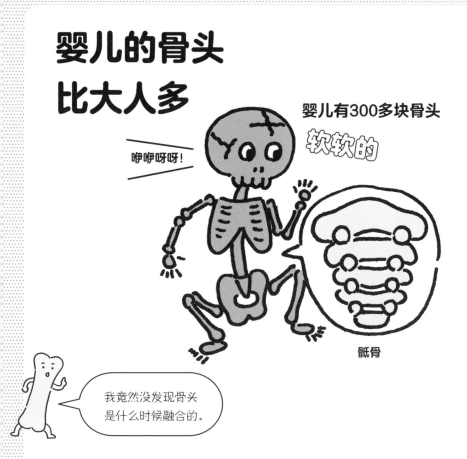

婴儿有300多块骨头

软软的

咿咿呀呀！

骶骨

我竟然没发现骨头是什么时候融合的。

婴儿全身共有300多块骨头，而大人只有200多块。没错，婴儿的骨头竟然比大人要多100多块。

那么，在婴儿长成儿童、再长成大人的过程中，这100多块骨头去哪里了呢？其实，它们并没有消失，而是有些骨头连在一起，长成了一块骨头，所以总数就减少了。

比如，你摸一摸新生儿额头上方的囟门（注意：千万别用力摸），会发现这里没有骨头，摸上去软软的。不过，囟门周围有4块骨头，它们会随着婴儿的成长逐渐连成一块。等囟门闭合以

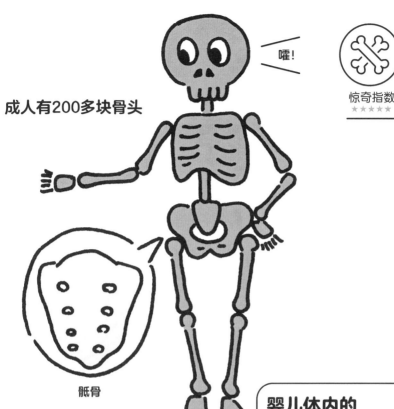

成人有200多块骨头

嚯!

骶骨

后，婴儿的头顶就会像我们的头顶一样硬。此外，婴儿还有5块骶骨，长大以后也会变成一块。

也就是说，骨头会随着人的成长逐渐变大和融合。男生长到18岁前后，女生长到15岁前后，骨头就会变成200多块，当然每个人骨骼发育的时间也会存在一些差异。

婴儿体内的水分比例更大

除了骨头数量多于成人，婴儿体内的水分占比也比成人高。一般来说，成人体内的水分占体重的60%～65%，而新生儿的这个比例则会达到70%～80%。除了水分，人体中还有骨骼、内脏和肌肉等。

水分占
70%～80%

婴儿的口水
是成人的9倍

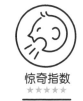

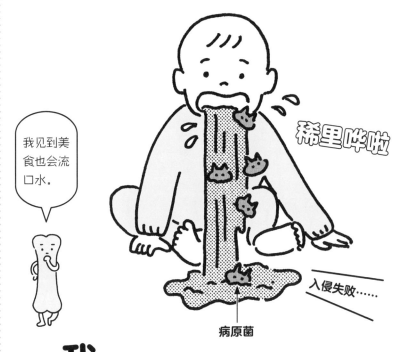

我们经常会看到婴儿流很多口水，这是因为婴儿分泌的睡液非常多，多达成年人的9倍！

睡液的作用之一是清除进入嘴里的病原菌。婴儿的体质比较弱，所以他们通过分泌大量睡液来保持健康。

此外，婴儿总流口水还有一个原因，那就是婴儿的嘴部肌肉还没发育完全，嘴巴闭不紧。而且他们也不会把口水咽下去，只能都含在嘴里，当嘴里含不下时就会流出来。随着婴儿慢慢长大，到了能吃饭的时候，睡液的分泌量就会减少了。

小宝宝经常哭，却很少流眼泪

惊奇指数
★★★☆☆

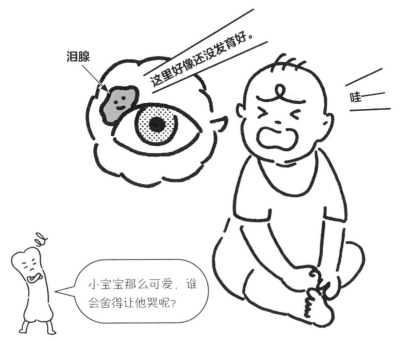

泪腺

这里好像还没发育好。

哇——

小宝宝那么可爱，谁会舍得让他哭呢？

大家都知道，小宝宝经常会哭。不过如果你仔细观察2~3个月大的小宝宝，就会发现他们哭的时候几乎不会流眼泪。难道小宝宝是在假哭吗？当然不是。

其实是因为这个年龄段的宝宝泪腺还没发育好，所以不容易流出眼泪。再加上他们的脑也还没发育完全，不会因为悲伤等情绪刺激泪腺分泌眼泪。

小宝宝还不会说话，自己什么都做不了，所以不管是饿了还是困了，都只能通过哭来寻求帮助。

新生儿的第一次大便是墨绿色的

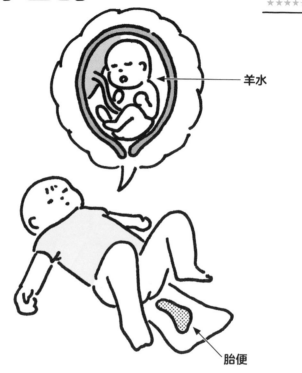

羊水

胎便

宝宝在妈妈肚子里时，一般是不会排便的。

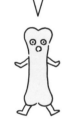

大便一般是棕黄色的，但新生儿第一次排出的大便却是墨绿色的，而且像煮烂了的海带一样黏糊糊的，几乎没什么臭味，看上去一点儿也不像大便，这种大便叫胎便。

胎便的主要成分是羊水。当小宝宝还在妈妈的肚子里时，妈妈的子宫里充满羊水，小宝宝在发育过程中会吞入一些羊水，这些羊水在宝宝出生后就会变成胎便排泄出来。

婴儿开始吃母乳以后，大便会变成黄色的糊状。宝宝再长大一些，可以吃辅食之后，大便就会变成正常的形状了。

不同国家的人
排便量不同

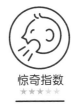

惊奇指数
★★★★☆

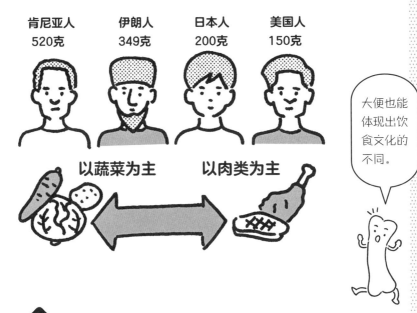

| 肯尼亚人 | 伊朗人 | 日本人 | 美国人 |
| 520克 | 349克 | 200克 | 150克 |

以蔬菜为主 ←→ 以肉类为主

大便也能体现出饮食文化的不同。

全世界约有76亿人口，每个人都要拉大便。虽然大家都生活在地球上，但不同国家的人每天的排便量其实不一样。

日本人平均每天的排便量约200克，美国人约150克，与日本人相差不大。有些国家则完全不同，伊朗人平均每天的排便量约349克，乌干达人约470克，而肯尼亚人约520克，比日本人的两倍还要多！

排便量的差异主要是由于饮食习惯不同造成的。蔬菜和谷物富含食物纤维，不能被人体全部消化掉，所以饮食中蔬菜和谷物的多少就决定了排便量的多少。

人在倒立时也能吃东西

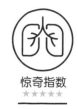

惊奇指数
★★★★★

人们吃东西时，食物会先从口腔进入食管，再进入胃，然后再接着往下走。如果一个人倒立着吃东西会怎么样呢？当身体上下颠倒时，食物会不会就进不到胃里，而是从嘴巴里掉出来呢？实际上，人在倒立时也能吃东西。

食物从食管进入胃，与食物本身的重力其实并没有关系。食管的肌肉会像波浪一样接连收缩伸展，即使人是倒立着的，也能把食物接连送进胃里。食物进入胃后，食管与胃之间的"关卡"就会关闭，所以就算是倒立着，食物也不会倒流出来。平时没有人会倒立着吃东西，所以你也许会觉得这很不可思议。不过想想上体育课做倒立动作时，大家也都是可以把口水咽下去的。

不过，如果便秘、腹胀导致肠道挤压到胃或是吃得太饱引起消化不良，导致胃与食管之间的"关卡"的开闭功能失调，这时就有可能出现食物反流的症状。

我连倒立都做不到，更别提倒立着吃饭了。

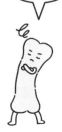

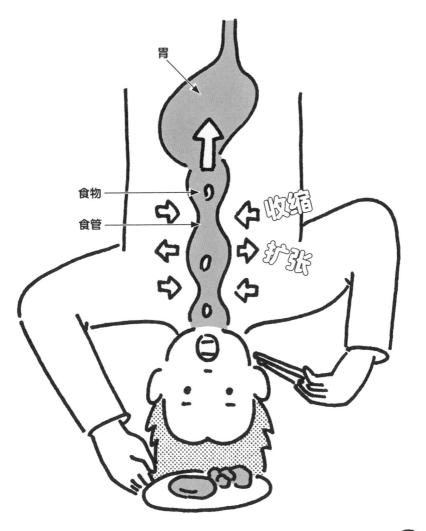

胃

食物

食管

收缩

扩张

1千克食物换不来1千克体重

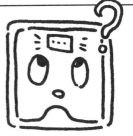

　　很多人会觉得吃了1千克的食物，体重就会增加1千克，但事实并非如此。因为人体的各项生理活动都要消耗能量，就连吃饭也要消耗能量，所以并不是吃多少，体重就增长多少。

甜食真的可以装进"另一个胃"

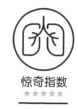

惊奇指数
★★★★★

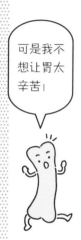

可是我不想让胃太辛苦！

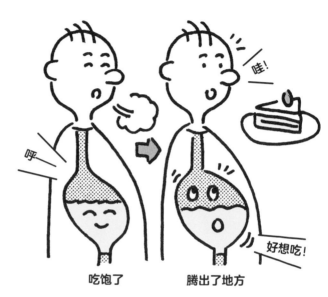

哇!

好想吃!

吃饱了　　　　　腾出了地方

有时明明已经吃得很饱了，但一看到蛋糕、点心等，就又都吃下去了，就好像肚子里还有一个专门装甜点的胃。

其实，这是因为胃里虽然已经装满了食物，但一看到想吃的甜点，它就会马上开始蠕动，尽量腾出一些空间，这样我们就可以再吃一些了。

虽然现在绝大部分人都拥有充足的食物，但过去人类的食物十分匮乏，就算吃饱了，也还会尽量多吃点，多储存一些营养，所以胃才练就了这项本领。即使不是甜点，只要你想吃，胃都会努力工作来满足你的愿望。

越亲密的人，打哈欠越容易传染

是因为太在意对方所以才被传染的吗？

有时候明明不困，但看到别人打哈欠，自己也会不由自主地打哈欠。

这种现象的原因现在还不清楚，不过有一种说法似乎很有道理。这种说法认为越是家人、情侣或好友这类关系亲密的人，打呵欠就越容易传染。因为当我们

看到自己在意的人打哈欠，就会下意识地体会对方的感受，在对方的影响下打哈欠。

不过，听说冷漠的人不太会被别人的哈欠影响。

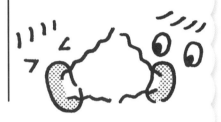

宠物打哈欠也会传染

猫猫狗狗也会打哈欠，不过大多数时候不是因为想睡觉，而是通过打哈欠的方式来安抚自己焦躁不安的情绪。

看到自己信赖的主人打哈欠时，它们也会受到影响，跟着一起打哈欠。

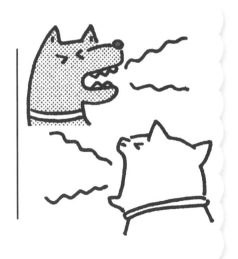

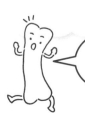

关系铁不铁，打个哈欠就知道了。

第 2 章 令人惊奇的人体

嘴唇的颜色
显示了
你的心情
和身体状态

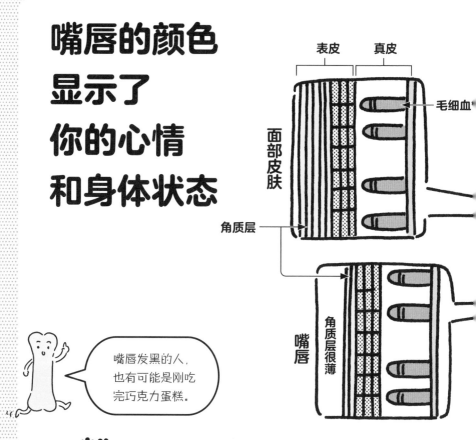

表皮　真皮

毛细血

面部皮肤

角质层

嘴唇

角质层很薄

嘴唇发黑的人，也有可能是刚吃完巧克力蛋糕。

粉嘟嘟或鲜红的嘴唇是人脸最醒目的部位。不过，嘴唇的颜色并不是一成不变的。当人感到兴奋时，嘴唇会变得更红；当身体不太好时，嘴唇可能会发紫或发白，所以根据嘴唇的颜色就能看出一个人的心情和身体状态。

嘴唇的颜色之所以会发生变化，与嘴唇的构造有关。嘴唇的皮肤和脸部皮肤一样，最外面是由角质细胞组成的表皮，表皮下面是富含神经和毛细血管的真皮。与其他部位的皮肤不同的是，嘴唇的表皮很薄，从外面就能看到毛细血管中血液的颜色，所以嘴唇是红色的。

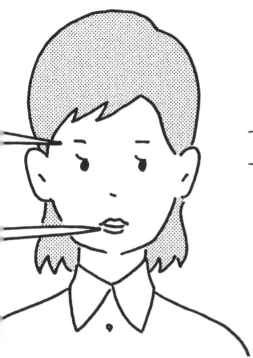

不要光盯着我的嘴。

当人感到兴奋时，身体会变得更加活跃，血流量增多，唇色看起来就会更红。而如果因为受寒等引起身体不适时，血管会收缩，血液循环变差，嘴唇就会发紫或发白。

身体状态不好时，皮肤的状态也会变差，而嘴唇尤其容易受到影响，看起来也更明显。

嘴唇原本是口腔黏膜？

在脸部皮肤中，为什么只有嘴唇皮肤的构造与众不同？有一种说法认为嘴唇属于黏膜组织，所以嘴唇上没有毛孔，也几乎没有汗腺。此外，在所有动物当中，只有人类才有嘴唇！

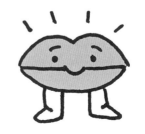

血型性格分析不靠谱

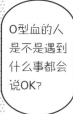

O型血的人是不是遇到什么事都会说OK?

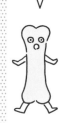

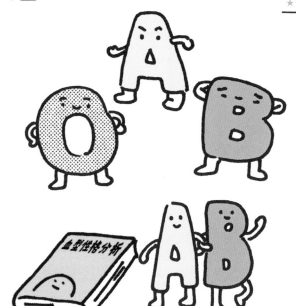

很多人相信血型决定人的性格，比如A型血的人认真严谨，B型血的人任性自私，O型血的人粗枝大叶，而AB型血的人则是双重性格等，其实这些说法都没有科学依据。人们的血型不同，只是因为位于红细胞表面的抗原不同而已。

根据血型分析性格的做法是20世纪20年代中期一位日本心理学家提出来的，后来这类主题的图书开始流行，逐渐传播到韩国和中国等地，并流传至今。

虽然没什么科学依据，但把它当作一种游戏倒也无伤大雅。

除了A型、B型，
原本还有C型血！

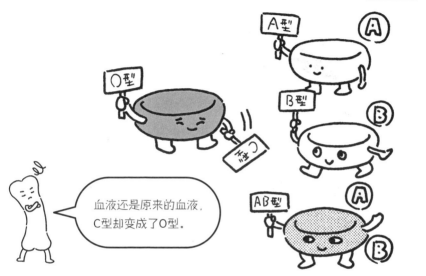

血液还是原来的血液，
C型却变成了O型。

为什么有A型血、B型血、O型血，却没有C型血呢？实际上，我们今天所说的O型血就是最初的C型血。

血型是由红细胞表面的抗原决定的。人们最初发现红细胞有3种，一种含有A抗原，一种含有B抗原，还有一种既没有A抗原也没有B抗原，于是被称为C型。后来，人们又发现了同时含有A和B两种抗原的红细胞，便把它称为AB型。而之前的C型因为两种抗原都没有，所以有人根据数字0的含义把它称为O型，却被误认作英文字母O，于是就成了O型血。

还有一种观点认为，O型血的名称源自德语"ohne"的首字母，而这个单词的意思就是"没有"。

人体血管连起来
是赤道周长的2倍多!

惊奇指数
★★★★★

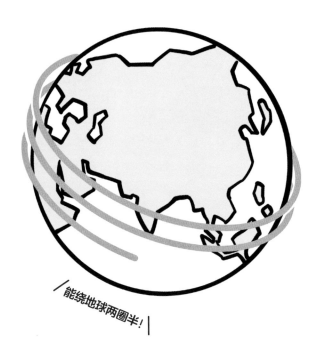

能绕地球两圈半!

血液每天
走过的路
相当于好
多个马拉
松啊!

人体有很多不可思议的器官,血管就是其中之一。

为了把血液输送到身体的各个角落,人体内遍布着很多粗细不同的血管。其中最粗的大动脉和大静脉直径可达25～30毫米,而最细的毛细血管直径只有千分之一毫米。

你知道吗?如果把人体中所有血管连在一起,其长度大约有96000千米,而地球赤道周长约为40000千米。也就是说,人体血管的总长度是地球赤道周长的2倍多!血液每天都要在人体里做长途旅行。

小肠的表面积
相当于一个网球场

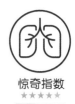

惊奇指数
★★★★★

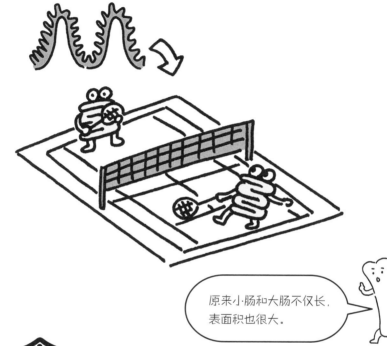

原来小肠和大肠不仅长，表面积也很大。

食物经过胃的消化后会进入小肠，小肠负责吸收食物中的营养物质。小肠的长度约为6~7米，盘曲在肚子里。

听到小肠有这么长，你可能会觉得很不可思议吧？不过，更不可思议的是小肠的表面积。小肠内壁有很多皱襞，上面有很多绒毛突起。虽然绒毛只有1毫米长，但数量庞大，能大大增加小肠的表面积，更高效地吸收营养。如果将小肠内壁摊平，它的面积足足有一个网球场（约200多平方米）那么大。

此外，大肠长约1.5米，表面积约有半个网球场那么大。

人体里住着的细菌超过100万亿个

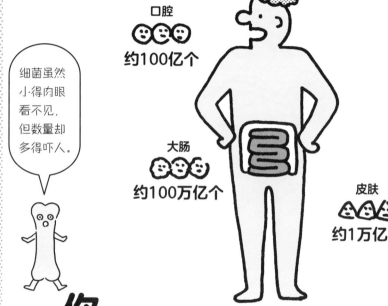

口腔
约100亿个

细菌虽然小得肉眼看不见，但数量却多得吓人。

大肠
约100万亿个

皮肤
约1万亿个

你的身体不只属于你自己！你的口腔里、皮肤表面以及内脏中，几乎每个地方都生活着细菌，它们的总数加起来超过100万亿。

人体有很多地方都需要细菌的帮助，因为细菌能抵御外部病原菌的入侵、帮助肠道消化食物，它们就像是我们身体的一部分，对人体的生理活动具有重要作用。

当然，也有一些细菌对身体有害。如果你长期挑食或者作息不规律，身体里的有害细菌就会增加，甚至可能会引发疾病。所以，我们一定要均衡膳食、规律作息。

健康的肠道
有助于打造好心情

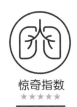

惊奇指数
★ ★ ★ ★ ★

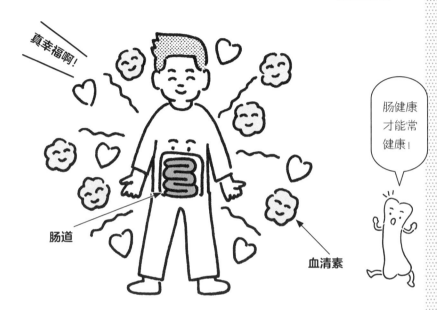

真幸福啊！

肠健康
才能常
健康！

肠道

血清素

人之所以会产生舒适满足的幸福感，或许是肠道发挥了
作用。一种名叫血清素的神经递质能让人感到开心和愉悦，研究
发现，血清素就是在肠道里合成的。

此外，当各种疾病或不适让你感到压力很大时，肠道会比脑
更快地分泌血清素，以便减轻负面情绪。

最近也有人将肠道称为"第二个脑"，因为在人体器官中，
只有肠道可以无需脑的指令就发挥作用。此外，肠道还能感知身
体的不适，把信息传递给脑。而且，在进化过程中，肠道出现的
时间比脑还早，或许脑才应该被称为"第二肠道"？

你知道人体的这些极限吗?

人最长可以 264小时不睡觉

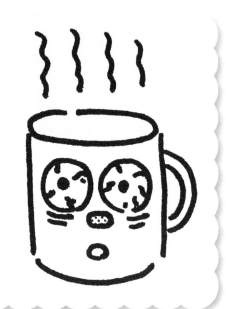

要保证身体和脑的正常运转,人必须睡觉。迄今为止,人类最长时间不睡觉的纪录为264小时(11天),该纪录由美国高中生兰迪·加德纳于1964年创造。不过,据说他在这段时间里出现了幻觉、视力下降和记忆力衰退等症状。幸好,他在睡了15个小时后,没有留下后遗症。

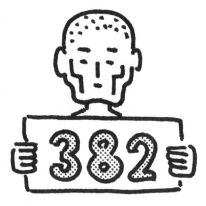

人类最长断食纪录为 382天

人一周不喝水就无法存活,而一周不吃饭并不会死(但对身体不好)。那么,人类最长可以坚持多久不吃饭呢?目前人类最长的断食纪录是382天,这是苏格兰男子安格斯·巴比耶里于1966年创造的。他只靠水和维生素就维持了这么长的断食时间,实在太惊人了。

这些纪录虽然很了不起,但是都太危险了,千万不要随便挑战。

人耳能承受的最大音量是120分贝

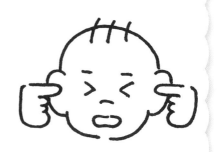

分贝是衡量声音强度的单位。一般而言，人正常说话时的音量为60分贝，大声说话时的音量为80分贝。人耳能承受的最大音量是120分贝，相当于飞机引擎发出的噪音。超过120分贝的声音会把耳朵的鼓膜震裂，使人丧失听觉。

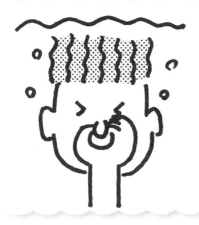

人类最长憋气时长可达24分3秒45

憋气的感觉非常痛苦，一般来说，人最多只能憋气1~2分钟。不过，人类最长憋气时长为24分3秒45！该项纪录由西班牙男子阿里克·斯古拉于2016年2月创造。

人类的生育极限是69人

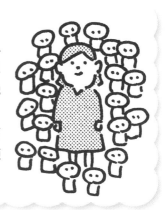

迄今为止，一生中生育孩子人数最多的纪录是由俄罗斯女性瓦西里·耶夫娜创造的，她生育了27次，一共生了69个孩子。

美国女性娜迪亚·苏莱曼创造了一次生育孩子人数最多的纪录，她在2009年1月26日顺利生下了8个孩子。

不要经常掉耳朵

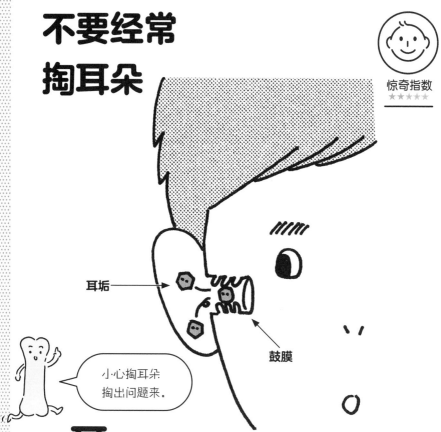

耳垢

鼓膜

小心掏耳朵
掏出问题来。

耳朵里有了耳垢会让人感觉脏脏的，再加上掏耳朵特别舒服，所以有些人甚至每天都要掏耳朵。不过，过于频繁地清洁耳朵，会给耳朵内部和鼓膜造成伤害，并引发一些疾病，所以最好改掉这种习惯。

耳道入口附近长着一些朝向外面的细毛，可以防止耳垢掉进耳朵深处。而且，人们说话或咀嚼食物时，耳垢也会松动脱落，不知不觉就被排了出来。

如果耳垢的确多了，可以轻轻清理耳道入口附近。不过，遇到实在难以清理的耳垢时，最好还是找医生处理。

抠掉肚脐眼里的脏东西会肚子痛？

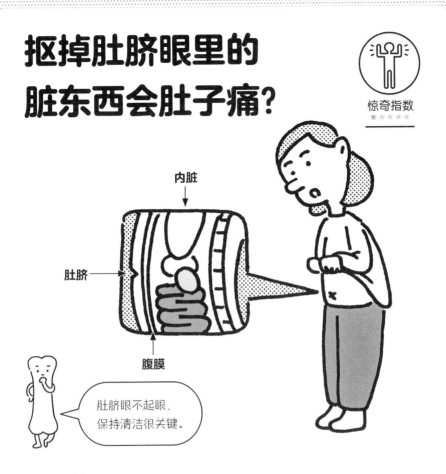

内脏

肚脐

腹膜

肚脐眼不起眼，
保持清洁很关键。

你 注意到过肚脐眼里有时会有一些黑乎乎的东西吗？那其实是污垢和灰尘聚集形成的，如果一直不清理会散发臭味，严重时还会引发炎症。

不过，需要注意的是，不能直接用手指抠肚脐眼，因为指甲可能会伤到肚脐，可以用棉签蘸着乳液轻轻擦拭。

肚脐眼向内凹陷，距离内脏比较近，抠肚脐眼容易刺激到保护内脏器官的腹膜，所以有人认为抠肚脐眼里的脏东西会导致肚子痛，其实只要方法得当就没有问题。

孩子的口腔X光片相当吓人

惊奇指数
★★★★☆

你看牙时拍过口腔的X光片吗？孩子的口腔X光片跟大人的不一样，看上去相当吓人。因为孩子的乳牙下面还有恒牙，口腔里密密麻麻全是牙！虽然从外面看不到，但在X光片上就看得一清二楚了。

恒牙不是凭空突然长出来的，在孩子三岁前后，恒牙会开始吸收乳牙的牙根，从中获取营养，一点点长大。到了上小学的年纪时，乳牙就会逐渐替换成恒牙。

人为什么一定要换牙呢？这是因为随着孩子的成长，头和身体都会变大，牙齿也要换成更大一些的才行。

当孩子的头和身体还比较小时，口腔里刚好能容下20颗小小的乳牙。随着年龄的增长，当乳牙不能满足身体的需要时，就会逐渐替换为恒牙。恒牙比乳牙大，数量也更多，有28～32颗。

恒牙长出来之后就不会再更换了，所以一定要保护好自己的牙齿哟。

哇！密集恐惧症患者就不要看了！

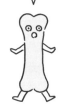

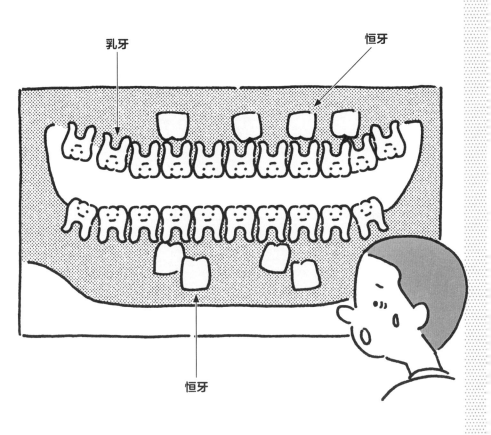

乳牙

恒牙

恒牙

与换牙有关的习俗

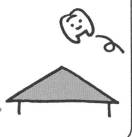

在很多地方，当孩子换牙时，大人会说："上面的乳牙要扔到床底下，下面的乳牙要扔到房顶上。"每个国家都有一些与换牙有关的习俗。在美国和法国，孩子会把换掉的乳牙放在枕头下面，而据说在蒙古则要把换下来的乳牙给狗吃。你知道哪些有关换牙的习俗吗？

孩子骨折
会比大人更快痊愈

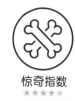

惊奇指数
★★★★☆

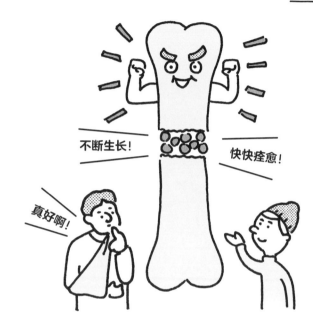

不断生长！

快快痊愈！

真好啊！

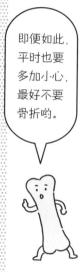

即便如此，平时也要多加小心，最好不要骨折哟。

有一个孩子踢足球时不小心摔断了胳膊，他去医院治疗，遇到了一位碰巧也是胳膊骨折了的叔叔。4个星期后，孩子的胳膊已经痊愈了，而叔叔却还需要继续治疗。

这是为什么呢？难道是孩子的骨头比较细，恢复起来更快吗？并非如此。真正的原因是孩子每天都在长身体，骨头也会不断产生新的骨细胞，所以骨折后能迅速长出新骨头，而大人的骨头已经发育成型。孩子骨折只需要大人的一半时间就能痊愈，而且大多数可以恢复得很好，完全看不出来曾经骨折过。

早上的你
要比晚上高一些

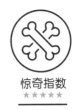

惊奇指数
★ ★ ★ ★ ★

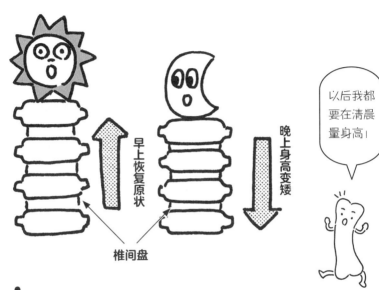

早上恢复原状

晚上身高变矮

椎间盘

以后我都要在清晨量身高！

小 朋友成长的过程中，个子会逐渐长高。可能大家觉得人长大后身高就不会再变了，但实际上，身高在一天内也是不一样的。每天清晨，我们的个子都会更高一点，这是由于椎间盘的变化造成的。

椎间盘是一种胶状物质，在椎骨之间能起到缓冲作用，确保脊椎活动顺畅。当人在站立或行走时，椎间盘受到头和身体重量的挤压，身高就会变矮一些。

不过，当我们晚上躺在床上睡觉时，因为没有了头和身体的重量，椎间盘就会恢复原状。所以清早起床时，人的身高会比入睡前高出2厘米左右。

母乳的营养
都来自血液

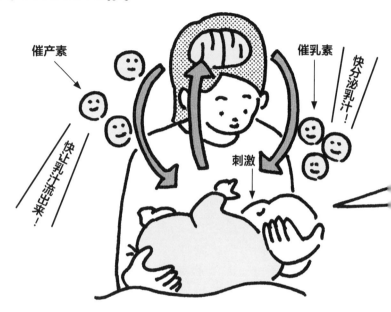

催产素

催乳素

快分泌乳汁！

快让乳汁流出来！

刺激

婴儿出生后吃到的第一口食物就是妈妈的乳汁。那母乳是从哪儿来的呢？母乳的产生离不开血液。

女性乳房中有可以分泌乳汁的乳腺，周围分布着大量毛细血管，毛细血管中的血液将蛋白质和脂肪等营养物质输送到乳腺，从而形成乳汁。

可是，既然母乳源自血液，那为什么乳汁是白色的而不是红色的呢？答案很简单，血液之所以是红色的，是因为血液中有红细胞，但红细胞并不会被吸收到乳汁里。乳汁里的营养物质能反射各个频率的可见光，所以乳汁看上去是白色的。

毛细血管

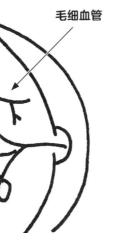

乳腺

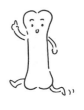

宝宝吃奶才能茁壮成长。

那么，为什么女性只有在生完宝宝后才会分泌乳汁呢？

这是因为当女性怀孕后，脑会分泌催乳素，促使乳腺形成乳汁。宝宝出生后，脑又会分泌催产素，促使乳汁流出来。宝宝吮吸乳头，会刺激脑进一步分泌催乳素和催产素，宝宝就可以喝到乳汁了。

母乳能增强宝宝的免疫力

母乳喂养有很多好处，母乳中含有大量免疫物质，可以帮助宝宝抵御疾病。另外，据说母乳喂养能增进宝宝和妈妈的感情呢。

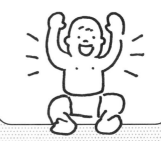

维持身体平衡要靠内耳

惊奇指数
★★★★★

半规管

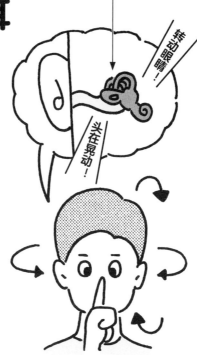

转动眼睛！

头在晃动！

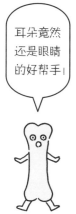

耳朵竟然还是眼睛的好帮手！

我们用相机拍照时，如果手和身体晃动，可能会导致画面不够清晰或出现重影。带有防抖功能的相机可以使镜头向抖动的相反方向移动，从而纠正偏差，保证画面质量。

耳朵深处的内耳中有一个叫做半规管的部位，也可以发挥防抖功能。半规管在感知到头部运动时，会控制眼部肌肉向相反的方向运动。所以就算我们的身体晃动，视线也能保持稳定，可以看清周围的物体。

你可以做一个小实验：眼睛盯着一根手指，上下左右转动头部，你会发现，眼睛看到的手指仍然是清晰稳定的。

经常跪坐，
腿就不会麻了

惊奇指数
★ ★ ★ ★ ★

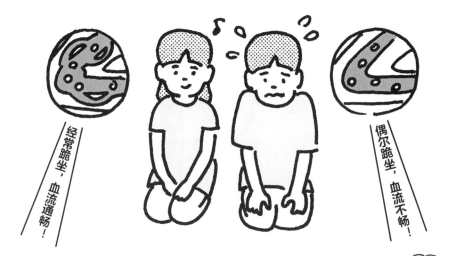

经常跪坐，血流通畅！

偶尔跪坐，血流不畅！

幸亏我不需要跪坐！

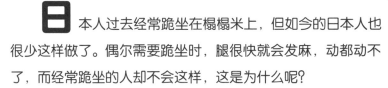

日本人过去经常跪坐在榻榻米上，但如今的日本人也很少这样做了。偶尔需要跪坐时，腿很快就会发麻，动都动不了，而经常跪坐的人却不会这样，这是为什么呢？

这是因为当我们跪坐时，蜷着的双腿长时间承受身体重量，血流不畅，负责腿部活动和感知疼痛的神经因为缺氧导致功能下降，人就会有腿麻的感觉。

而经常跪坐的人腿部的毛细血管更多，就算跪坐着，腿部的血流也非常顺畅，所以不容易腿麻。

即便再健忘，也不会忘记呼吸

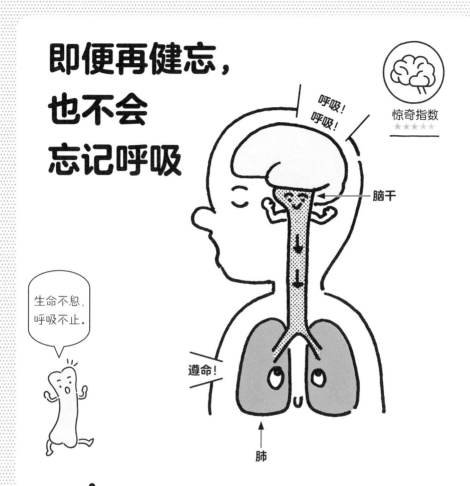

惊奇指数
★★★★★

呼吸！
呼吸！

脑干

生命不息，呼吸不止。

遵命！

肺

上课时，如果走神分心，很可能会错过老师说的话，或者漏抄了黑板上的笔记……生活中有很多类似的事情，需要有意识地去做。不过，有一件事是在无意间做的，那就是呼吸。一旦呼吸停止了，生命也就走到尽头了。

呼吸不需要意识参与，我们的脑干会持续发出指令，让肺呼吸，就算睡着了，呼吸也不会停止。

不过，如果你想深呼吸或是屏住呼吸，大脑就会把指令传到脑干，这时你就可以有意识地控制呼吸了。

做梦是因为
睡觉时脑也在工作

惊奇指数
★★★★★

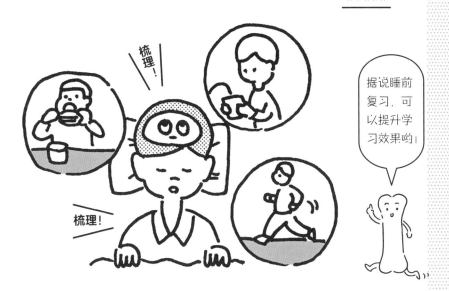

据说睡前复习，可以提升学习效果哟！

你做过梦吗？人在睡觉时之所以做梦，是因为身体虽然在休息，但脑并没有完全休息，仍处于工作状态中。

关于做梦的原理，还有很多问题有待研究。不过，人们一般认为做梦其实是脑在梳理白天的经历或过往的记忆。

人的睡眠可以分为两种类型：一种是快速动眼睡眠，此时的睡眠比较浅，虽然身体处于放松状态，但脑还在工作；还有一种是非快速动眼睡眠，此时身体和脑都只维持必需的基本功能，处于深度睡眠状态。当人在睡觉时，这两种睡眠状态会交替出现。人每天都会做梦，虽然有人会说自己没做梦，但其实只是早晨醒来后忘了梦的内容而已。

汗水其实
分两种

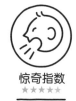

惊奇指数
★★★★★

人的体温一般处于35～37度之间。即使你在炎炎夏日做了大量运动，体温也还是会保持在这个范围内，这都是出汗的功劳。

当我们的体温上升时，皮肤中的外分泌腺就会分泌汗液，汗液从毛孔渗到皮肤表面，通过蒸发带走热量，防止体温过高。如果身体不能分泌汗液，体温就会不断升高。体温超过39度会伤害细胞，再严重一点的话，就可能会有生命危险了。

人除了体温升高时会出汗，在感到紧张时，腋下或胸前也会出汗。不过，这时的汗液不是由外分泌腺分泌的，而是由顶浆分泌腺分泌的，顶浆分泌腺一般位于腋下或乳头周围的毛孔里。此外，人在受到惊吓时也会出汗，但这种汗的产生原理目前尚不清楚。

不同种类的汗液成分不同。外分泌腺分泌的汗液几乎都是水，是透明的，而顶浆分泌腺分泌的汗液中含有蛋白质等成分，所以颜色发白，干了之后还会发臭。

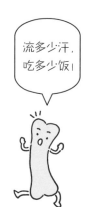

流多少汗，吃多少饭！

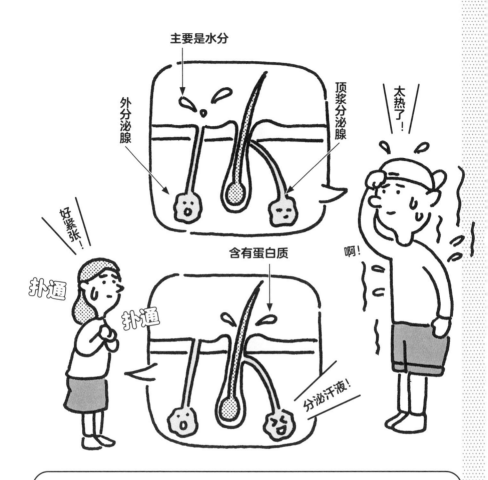

住在不同地方的人
汗腺数量也不同

　　汗腺的数量会因为所处地理环境的不同而不同。日本人的汗腺约为180万～270万个，菲律宾的气候比日本炎热，菲律宾人的汗腺数量为260万～300万个。而在寒冷的俄罗斯，人们的汗腺数量则为160万～210万个。气候越热，出汗越多，汗腺的数量也越多。

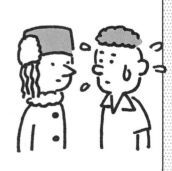

手指长度与男性魅力

惊奇指数
★★★★★

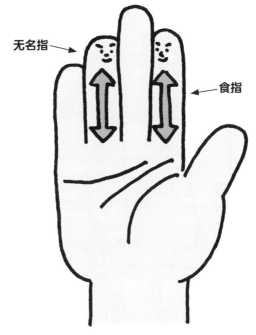

无名指

食指

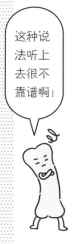

这种说法听上去很不靠谱啊！

食指÷无名指

有一项研究显示，男性食指和无名指的长度比能反映他受女性欢迎的程度。

首先分别测量出这两根手指从指根到指尖的长度，然后用食指的长度除以无名指的长度。如果计算结果小于1，说明无名指比食指长。据说无名指越长越具有男性魅力，越受女性欢迎。

男性魅力是由睾丸素决定的。睾丸素分泌旺盛的男性更有魅力，也更受女性青睐。而睾丸素较多的人无名指会比食指长。

当然，有些男性的食指更长，却同样很受女性欢迎。说到底，可能还是个人本身的魅力重要吧。

腰臀比与女性魅力

腰围与臀围比例接近0.7的女性更受异性青睐

虽说"人不可貌相",但有研究表明,男性在择偶时,会下意识地"以貌取人",他们常常会关注女性腰部的曲线。

并不是说女性的腰越细越好,男性更倾向于选择腰围与臀围比例接近0.7的女性。

此外,还有数据显示,古代的雕塑、绘画等艺术作品中的女性形象以及选美大赛的优胜者中,也有很多女性的腰臀比接近0.7。

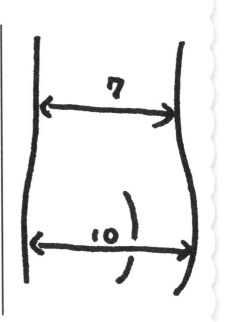

腰围也是女性健康与否的指标

为什么男性更喜欢腰臀比接近0.7的女性呢?有数据表明,腰部曲线不明显的女性更容易生病,她们怀孕的概率也更低。

也就是说,男性为了繁衍后代,会出于本能地选择更健康、更容易怀孕的女性。

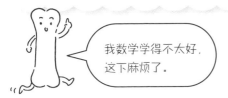

我数学学得不太好,这下麻烦了。

心脏每天
要跳动10万次

惊奇指数
★★★★★

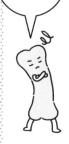

我可没有心脏这么敬业，我希望每周能休息三天。

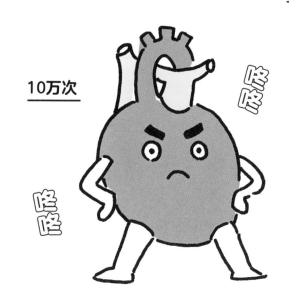

10万次

咚咚

咚咚

一年有365天，每天有24小时，心脏一直都在跳动，一刻也不能停歇！心脏保持跳动，血液才能流遍全身，把氧气和营养物质输送到身体的各个部位。因此，心脏每天要跳动约10万次。

你也可以测量自己的心跳来计算一下。把手指搭在另一只手的手腕内侧，可以感受到脉搏，数一数它在一分钟内能跳多少次。用这个数字乘以1440（一天有1440分钟），就可以算出心脏每天会跳动10万次左右。

假如我们的寿命为80岁，那么在人的一生中，心脏必须不停歇地跳上近30亿次。

心脏几乎不会得癌症

只有我与众不同！

咚咚

癌细胞

咚咚

虽然心脏很强大，也需要细心呵护。

拒绝变成癌细胞！！

现在癌症十分常见，据说每两个日本人中就有一个人会患上癌症。我们的肺、肠道、胃以及子宫等多种内脏器官都有可能发生癌变。不过却很少听说有人患上心脏癌，因为心脏几乎不会发生癌变。

这主要有两个原因。首先，癌症是细胞更新时出于各种原因发生变异，导致功能异常而引发的疾病。心脏细胞很少更新，所以发生癌变的情况也很少。

此外，心脏是人体中体温最高的地方，接近40度。癌细胞怕热，所以就算心脏发生癌变，癌细胞也无法存活。

心理暗示可以治病

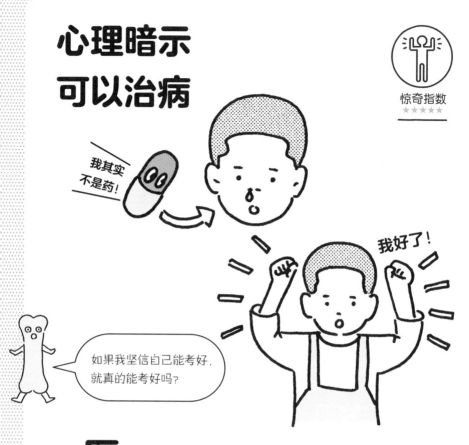

我其实不是药！

我好了！

如果我坚信自己能考好，就真的能考好吗？

医生把淀粉做成药片的样子，告诉病人"这是特效药"，病人吃了有时症状竟然会好转。其实，这是心理暗示的作用。这种现象叫做安慰剂效应。

人体本身拥有免疫功能，能保护身体免受病原菌侵害。如果病人坚信医生开的药一定会有效果，脑就会分泌出含有免疫成分的化学物质，身体的免疫力提高了，就能缓解或消除不适的症状。

如果病人不相信药片的作用，就不会出现安慰剂效应。而且，如果病人认为这种药会导致可怕的副作用，有时真的会出现副作用。没错，心理暗示就是这么神奇。

有味道的数字，有颜色的声音

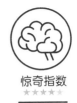

惊奇指数
★★★★☆

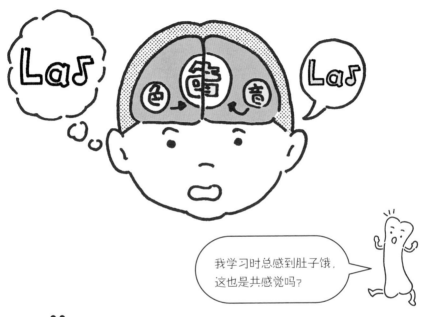

我学习时总感到肚子饿，这也是共感觉吗？

你 听说过吗？有的人看到数字7，会觉得酸酸的；还有的人听到"La"的音，会觉得看到了紫色……这种现象叫做共感觉。

对大部分人来说，声音就是声音，味道就是味道。但共感觉者听到声音时，还能感知到味道或看到颜色，也就是说，能从一种感觉中产生其他多种感觉。

这可能是视觉或听觉传递到脑后，与其他感觉混合在一起引发的。此外，不同共感觉者的感觉方式也不同。有的人甚至在听到声音时，手上会有摸到东西的感觉。有人认为每200人中就有1名共感觉者，也有人认为每2000人中才有1名。

喷嚏的速度高达每小时300千米

惊奇指数
★ ★ ★ ★ ★

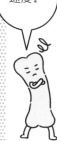

打喷嚏的速度比得上高铁的速度。

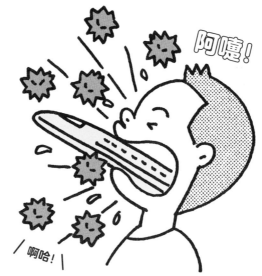

阿嚏！

啊哈！

阿嚏！打喷嚏的一瞬间，飞沫会以每小时300千米的速度喷出去！这个速度可以跟高铁相媲美。如果不及时遮挡住口鼻，周围的人就会吸入飞沫，实在是一种不礼貌的行为。

感冒时打喷嚏更会害人不浅。感冒患者每打一次喷嚏，就会有100万个以上的细菌和病毒被喷到3～5米远的地方。如果有人在室内打喷嚏，那么在之后的几十分钟内，房间里都会飘满细菌和病毒。

此外，如果咳嗽时不挡住口部，也会导致约10万个细菌和病毒以每小时200千米的速度喷出来，喷到2米开外的地方。

所以，感冒时一定要戴口罩啊。

眨眼可不只是简单地眨眼

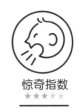

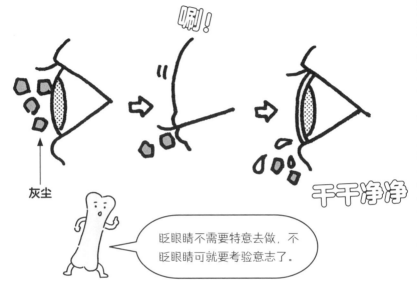

刷！

灰尘

干干净净

> 眨眼睛不需要特意去做，不眨眼睛可就要考验意志了。

眨眼时，上下眼睑会在一瞬间闭合再分开，这是一个十分自然的过程，并不需要刻意去做。如果连眨眼都需要刻意去做的话，那就太麻烦了。

眨眼的作用主要有两个。一个作用是像汽车雨刷一样的清洁功能，空气中飘浮着很多肉眼看不见的灰尘和垃圾，眨眼能擦掉附着在眼球表面的脏东西。眨眼的另一个作用是可以形成一层薄薄的泪膜，让眼睛保持湿润，因为眼睛太干很容易受伤，还容易患眼病。

还有，人眨眼的速度非常快，每次只需0.3秒，成人每分钟眨眼大约20次。

叹气有益健康

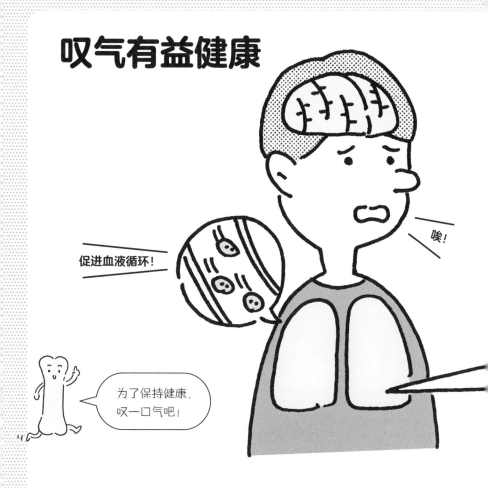

促进血液循环!

唉!

为了保持健康，
叹一口气吧!

一般而言，大家对叹气没什么好印象，可能还会觉得总是唉声叹气的人太消极，其实叹气不仅有益健康，甚至还能救你的命!

人们往往在感到疲惫或者心烦意乱时叹气，这其实是身体的一种自我保护机制。身体疲惫时，肌肉处于紧绷状态，呼吸变浅，脑部缺氧，血液循环也会变差。这时候我们可以深深地叹一口气，以便吸入更多氧气，让脑获得充足的氧气，改善血液循环。这样一来，身体就会放松下来，心情也会变好。

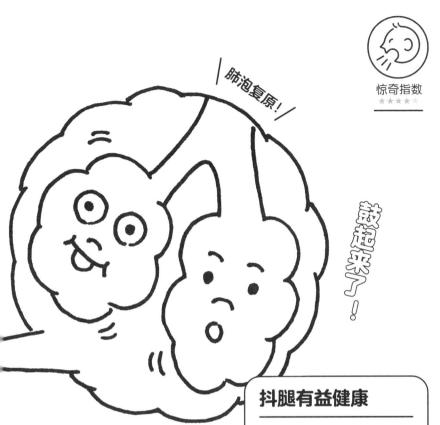

肺泡复原！

鼓起来了！

抖腿有益健康

　　有些人坐在椅子上时，喜欢不停地抖腿。很多人会觉得抖腿不礼貌，但其实抖腿对身体好处多多。抖腿能促进下肢血液循环，缓解腰腿部畏寒的症状。此外，抖腿还可以分散注意力，帮我们缓解紧张情绪。

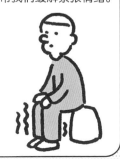

　　肺里有很多肺泡，血液中的氧气和二氧化碳在这里交换。在呼吸的过程中，肺泡会逐渐变瘪，叹气伴随的深呼吸则能帮助肺泡恢复原状。

　　此外，即使没有烦心事，人也会叹气，在一个小时里大约会叹气12次左右。

只有人类会脸红

惊奇指数
★★★★☆

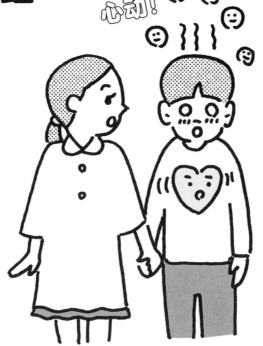

心动！

我答不上老师的问题时也会脸红。

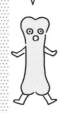

因为失败而感到羞愧、因为气愤而大发雷霆、因为紧张而心跳加速……遇到这些情况时，人们常常会脸红。在所有动物中，只有人会因为情绪的变化而脸红。

与身体其他部位相比，脸颊下面分布着更多的毛细血管。当我们感到紧张或者兴奋时，会分泌一种叫做肾上腺素的激素。肾上腺素会使我们呼吸和心跳的频率加快，以增加体内的氧气含量。这样一来，血流增加，血管扩张，脸就会变红了。

目前，我们还不清楚人为什么会出现这样的反应。有观点认为，脸红是为了向别人传达害羞或生气的情绪。

只有人类
有足弓

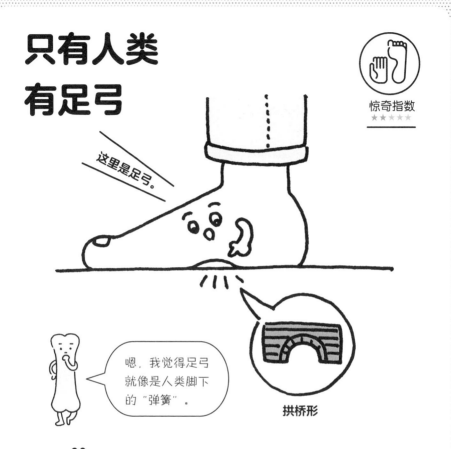

这里是足弓。

嗯，我觉得足弓就像是人类脚下的"弹簧"。

拱桥形

你的脚底中间是不是也有一个向上拱起的部位？这个部位叫足弓，平时足弓是踩不到地面的。在所有动物中，只有人类有足弓。

足弓看上去就像是脚底中间的一道拱桥，这种形状适合承受上下方向的力。当人在走路或跑步时，足弓能有效缓解来自地面的冲击。

如果没有足弓的缓冲，地面的冲击将由整个脚掌来承受，这样的话很容易脚痛。需要注意的是，如果走路太少，容易变成扁平足，平时要多走走路。

婴儿最先识别的颜色是红色

惊奇指数
★★★★★

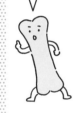

下次我要给小宝宝送红色的玩具。

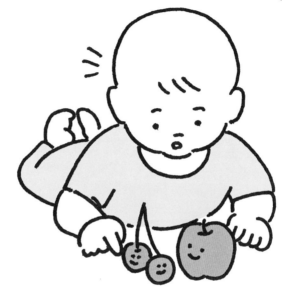

婴儿出生后最先识别的颜色是红色。

婴儿出生时，视觉器官其实已经发育好了，但他们的视力还很差，看东西时无法聚焦，而且只能看到黑色和白色。也就是说，在新生儿的眼里，颜色只有深浅之分。

接下来，等宝宝长到2~3个月大时，眼睛就能看清各种东西了，视线也会追着物体移动。这时宝宝就能识别出红色了。

等宝宝长到6个月大时，又会逐渐识别出黄色、绿色和橙色，在所有颜色中，最后才能识别出来蓝色。另外，宝宝要长到3岁左右，才能像成人一样清楚地看见身边的东西。

宝宝在妈妈肚子里时就能听见声音

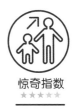

惊奇指数
★★★★★

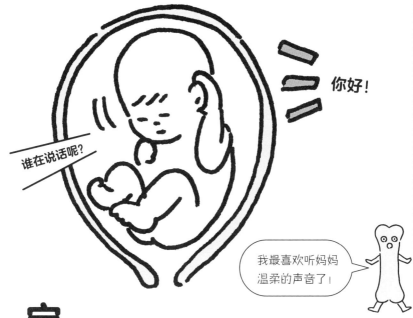

谁在说话呢?

你好!

我最喜欢听妈妈温柔的声音了!

宝宝还在妈妈肚子里时,就能听得到外面的声音,是不是很神奇?当然,并不是妈妈刚怀孕,宝宝就能听到声音。怀孕5个月左右,宝宝的耳朵才会慢慢发育。这个时候,宝宝只能听到妈妈的心跳等母体内的声音。

随着耳朵不断发育,到8个多月时,宝宝就能听到妈妈肚子外面的声音了,而且还能分辨妈妈和其他人的声音。如果有人在孕妇身边发出很大的声音,很可能会吓到宝宝。

如果你周围有人怀了宝宝,你也可以试试和还在妈妈肚子里的宝宝说说话哟。

有趣的人体部位名称

被各种武术拳谱列为死穴之一的"太阳穴"

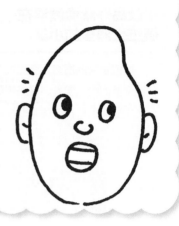

太阳穴位于外眼角延长线的上方，按压太阳穴会让人感觉眼前明亮，就像自然界有了太阳，天地就会变得明亮一样，所以称之为太阳穴。同时，太阳穴是颅骨骨板最薄弱的部位，如果受到撞击，会非常危险。

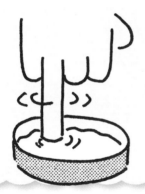

"无名指"的名字不止一个

人们常把戒指戴在无名指上，结婚后，人由无名份变成有名份，所以称之为无名指。据说在过去，医生都用无名指搅拌药汁或给患者上药，所以它也被称为"药指"。

"十二指肠"有12根手指并起来那么长

十二指肠是小肠的起始部分，因为长度与12根手指并排放在一起的宽度相当，所以被称为"十二指肠"，不过它的实际长度还要更长一点。

长在小腿上的"腿肚子"

小腿后方有一大块隆起的肌肉，我们一般称之为"腿肚子"。其实它的学名是腓肠肌，只是因为看上去圆鼓鼓的，像肚子一样，才被叫成了"腿肚子"。

"胰岛"就像漂浮在胰脏大海里的小岛

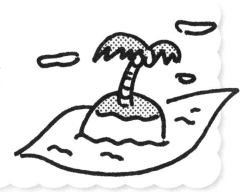

　　胰位于胃的后方，胰岛细胞能分泌调节血糖的激素，这些细胞聚在一起很像分布在大海中的小岛，因此得名"胰岛"。

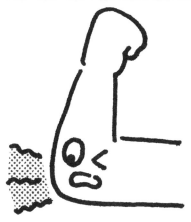

撞到手肘时会感觉又麻又疼的"麻筋"

　　有时不小心撞到了手肘，就会立刻感到一阵刺痛，这个地方就是"麻筋"。"麻筋"位于尺神经的根部，尺神经受到刺激时，就会产生又麻又痛的感觉。

手上的"鼻烟窝"

　　人体有一个部位的名称格外特别，叫做"鼻烟窝"。张开手掌，你会在手背大拇指根部和手腕之间看到一个小坑，这就是"鼻烟窝"。这个名字据说是因为吸鼻烟时可以把鼻烟粉放在这里而得来的。

这些名称虽然听起来有点怪，但好像都取得蛮合理的！

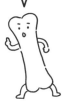

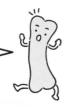

除了前面提到的身体部位，还有一些生理现象的名称也很特别！

一觉醒来，胳膊就不能动了的"蜜月综合征"

早晨起床时，有时你会发现手臂发麻，动弹不了。这种症状被称为"蜜月综合征"，是手臂神经长时间受到压迫造成的。之所以叫这个名字，是因为蜜月中的夫妻经常会枕着对方的手臂入睡，而第二天早晨醒来就会感到手臂酸麻，无法动弹。

感觉冷了，就会"打寒战"

感到寒冷时，我们的身体会不由自主地哆嗦，牙齿也会上下打架，这就是"打寒战"。寒战可以通过肌肉收缩产生热量，从而提高体温，这个动作不受主观意识的控制。虽然被称为"寒战"，它的作用却是产生热量。

觉得表针停住了的"停表错觉"

有时候不经意看一眼表，你会觉得秒针好像停住了，这种现象被称为"停表错觉"。这是一种时间错觉，人在快速移动视线之后，会觉得接下来看到的情景要比实际慢一些。

字看久了就不认识了的"完形崩溃"

如果你一直盯着下面的"目"字看，会渐渐觉得这个字越来越不像"目"字了，这种现象叫做"完形崩溃"。人们对于变化的事物感觉灵敏，但面对静态的事物就要迟钝很多。所以一直盯着相同的字看，慢慢地就会觉得好像不认识这个字了。

> 目目目目目目目目目目
> 目目目目目目目目目目
> 目目目目目目目目目目
> 目目目目目目目目目目
> 目目目目目目目目目目

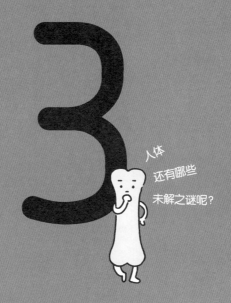

人体
还有哪些
未解之谜呢?

第3章

神秘的人体

人成年以后骨头就不再变长了

神秘指数
★★★☆☆

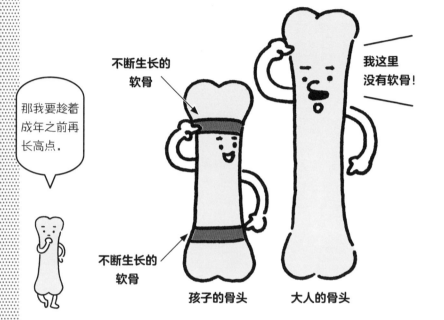

不断生长的软骨

我这里没有软骨！

那我要趁着成年之前再长高点。

不断生长的软骨

孩子的骨头　　大人的骨头

去年特别喜欢的衣服，今年竟然穿不进去了，这种经历你肯定也有过吧？原因很简单，这是因为你在长个子。

个子长高，说明身体里的骨头在成长。

骨头两端的软骨层可以不断产生新的骨细胞，新的软骨会逐渐长成坚硬的骨头，于是骨头就一点点变长了。人只有在青少年时期才能长高，成年以后，骨细胞不再增多，身高就不会增加了。不过，人们还不清楚为什么长大以后骨细胞就不会再继续增多了。

只有人类有下巴

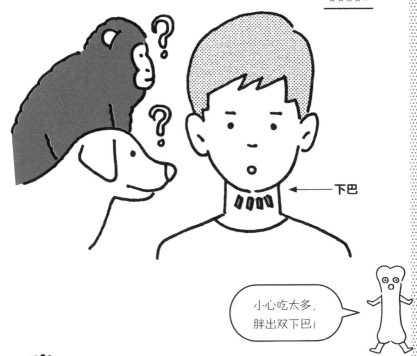

下巴

小心吃太多，胖出双下巴!

我们的下颌部位有一部分稍微向前突出，这就是我们说的下巴。对照一下猴子或者小狗的脸，你就会发现，它们都没有这个部位，只有人类才有下巴。

刚出生的婴儿也没有下巴，不过随着婴儿渐渐长大，下巴也会变得明显起来。至于人为什么会有下巴，暂时还不清楚原因。下巴似乎只是偶然形成的，并没有什么特别的作用。不过，也有人觉得有些男性下巴中间有一条浅浅的沟，特别有魅力，这可能也是下巴的作用之一吧?!

高兴或悲伤时，人为什么会流泪？

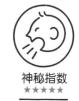

神秘指数
★★★★★

无论高兴还是悲伤，我们都会流泪，灰尘进入眼睛时或者切洋葱时也会流泪。不过，我们为什么会因为高兴或悲伤等情绪变化流泪呢？人们还没有研究清楚。

目前比较明确的是，流不流泪与人的主观意愿无关，而是由自主神经控制的。

控制流泪的自主神经与位于上眼皮内侧负责分泌眼泪的泪腺相连。有一种观点认为，当人感到高兴或悲伤时，情绪会变得兴奋或紧张，这时自主神经就会发挥作用，通过流泪的方式来平复心情，调整状态。所以，有时候哭一哭，能让心情放松下来。

当灰尘进入眼睛里时，我们之所以会流泪，是因为泪腺可以分泌大量泪水，把灰尘清洗出去。切洋葱时流泪也是同样的道理，洋葱散发出来的刺激性物质会粘到眼睛和鼻子的黏膜上，而眼泪可以把它们冲走。

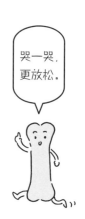

哭一哭，更放松。

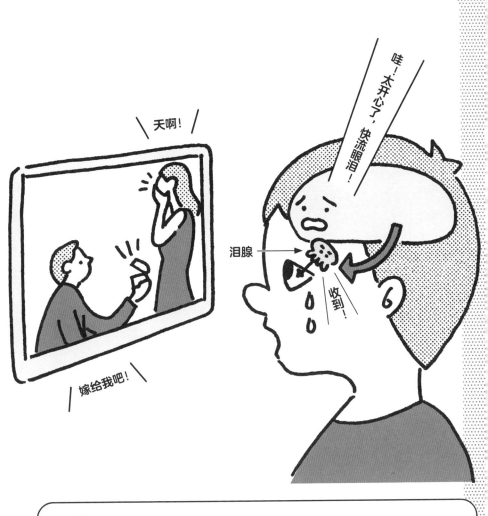

心情不同，
眼泪的味道也不同

　　人在不同情绪下流出的眼泪味道是不一样的。愤怒或懊恼时流的眼泪味道很咸，而且有点黏。而高兴时流下的眼泪，咸味则会淡一些，也更清澈。这是因为自主神经中的不同神经发挥了作用，使眼泪中的成分产生了变化。

我们是
不一样的。

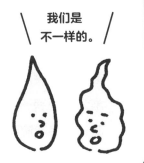

吃太多冷饮会头痛！

神秘指数
★★★★☆

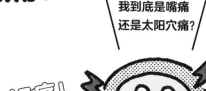

我到底是嘴痛还是太阳穴痛？

好痛！

好凉！

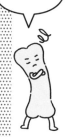

我喜欢冰激凌，可我不喜欢头痛。

炎炎夏日里，面对美味的冰激凌或刨冰，谁都会忍不住往嘴里送上一大口，可这时，你的头可能会突然痛起来。

为什么吃冷饮会头痛？人们还没有研究清楚，不过也有几种说法提供了解释。

有一种说法认为，嘴里冰冷的感觉通过神经传递到脑，刺激来得太突然，就会导致脑错误地把疼痛的感觉传递到太阳穴附近。还有一种说法认为，在吃了冷饮后，为了提高口腔的温度，很多血液流到头部，导致头部血管急剧扩张，引发头痛。

医学上将这种症状称为"冰激凌头痛症"，是不是很有趣？

为什么吃完饭
马上跑步会肚子疼?

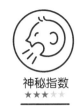

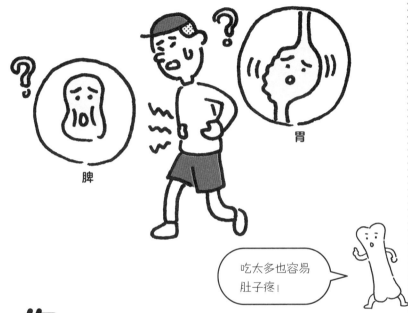

脾

胃

吃太多也容易肚子疼!

你 有过跑着跑着肚子突然疼起来的经历吗?尤其是吃完饭马上运动的话,很容易出现这种情况。

为什么会出现这种情况呢?有一种说法认为,为了消化食物,肠胃肌肉蠕动需要血液供氧,而运动使很多血液流到肌肉,肠胃就可能因为供血不足而颤抖,引起腹痛。还有一种说法认为,跑步时脾会急剧收缩,以便提供更多血液,这也会引发腹痛。此外,也有说法认为运动时身体的晃动会使肠道中的气体聚集到大肠的拐角,导致腹痛。

虽然有这么多种可能,但真正的原因还没有研究清楚。

人为什么会打嗝?

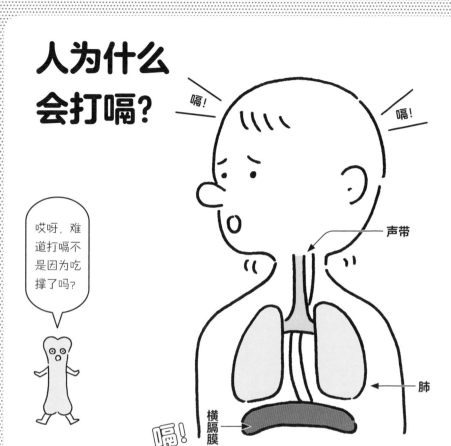

嗝!

嗝!

哎呀，难道打嗝不是因为吃撑了吗?

声带

肺

横膈膜

嗝!

很多人都有过打嗝停不下来的难受经历。打嗝是十分常见的身体反应，但人为什么会打嗝呢? 这个问题还没有找到确切的答案。

打嗝与横膈膜有关。横膈膜位于肺的下方，具有辅助呼吸的作用，它会在人吸气时向下移动，呼气时向上移动，带动肺扩张或收缩。如果横膈膜因为某些原因不由自主地收缩，被迅速吸进肺里的空气就会引起喉咙里的声带振动，使人打嗝。

不过，虽然知道了打嗝的形成过程，但我们还是不知道打嗝的原因，也没有止住打嗝的确切方法。有人说可以一口气喝完一

止住打嗝的方法

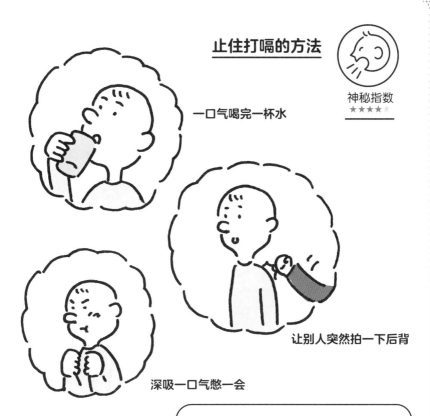

一口气喝完一杯水

让别人突然拍一下后背

深吸一口气憋一会

杯水，有人建议吸一口气然后憋气，还有人说应该让别人突然拍一下后背。这些方法都能对横膈膜施加刺激，但也不一定有效。

不过，就算打嗝也不要紧，过一会儿自然就会停了。

连着打100个嗝会死吗？

传说人连着打100个嗝就会死掉，如果真是这样的话就太可怕了。不过你大可放心，打再多嗝也不会死的。美国人查尔斯·奥斯本从1922年开始，连续打嗝68年，创下了打嗝时间最长的世界纪录。

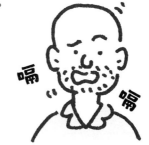

嗝 嗝

落枕脖子痛，
却查不出原因

神秘指数
★☆☆☆☆

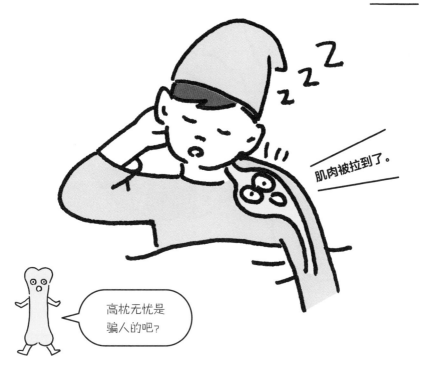

肌肉被拉到了。

高枕无忧是
骗人的吧？

落枕是指一觉醒来，发现脖子突然疼得无法动弹。落枕后，就算去医院，也找不到导致疼痛的真正原因。

目前比较清楚的是，如果睡觉姿势别扭更容易落枕。睡觉时过度拉伸或扭曲脖子和背部的某些部位可能会导致肌肉出现炎症，或者血液流通不畅，从而产生疼痛症状。

如果不小心落枕了，最好别硬把脖子转向疼痛的方向，可以保持相对舒服一点的姿势，冰敷痛处并多多休息。

这里和这里的长度差不多！

两臂张开的长度
和身高相当

张开双臂，测量两个手指尖之间的距离，你会发现大部分人张开双臂的长度和身高大致相同。

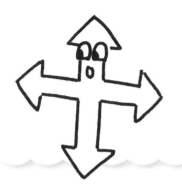

两个瞳孔之间的距离
和嘴巴宽度相当

左眼瞳孔的中心到右眼瞳孔的中心之间的距离和嘴巴的宽度相等。

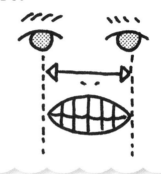

手腕到手肘的长度
和脚长相当

小臂的长度，即手腕到手肘的长度就是脚的长度。

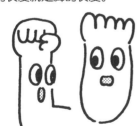

两只耳朵之间的距离
和两个乳头之间的
距离相当

人的两个乳头分别位于从两只耳朵垂直向下的延长线上。也就是说，两耳之间的距离和两个乳头之间的距离大致相等。

虽然人各有异，但大部分人都符合这些规律，真是不可思议。

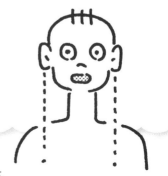

我们只是碰巧长着 5根手指和5根脚趾？

神秘指数
★★★☆☆

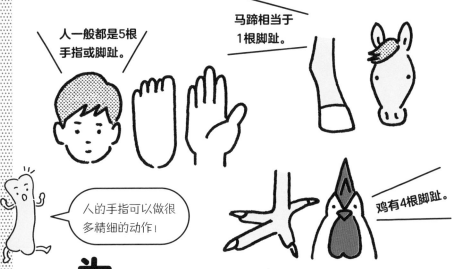

人一般都是5根手指或脚趾。

马蹄相当于1根脚趾。

鸡有4根脚趾。

人的手指可以做很多精细的动作！

为什么我们的手指、脚趾都是5根，而不是6根或3根呢？关于这个问题，目前没有找到明确的答案。

有一种说法认为，早在远古时代，当海洋动物进化为陆地动物时，也有长着6根或8根手指和脚趾的动物，但只有长着5根手指和脚趾的动物偶然存活下来，成了陆地动物的祖先。如果是长着8根手指和脚趾的动物存活下来，那么人的手指和脚趾或许就是8根了。

在此基础上，一些动物为了适应环境，部分手指和脚趾逐渐退化消失，比如马蹄只剩下1根脚趾、牛蹄有2根脚趾、鸡爪有4根脚趾。人类的5根手指正好适合抓取东西，所以不仅没有退化，反而每一根都进化得十分发达。

为什么每个人的指纹都不一样？

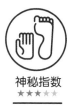

神秘指数
★★★☆☆

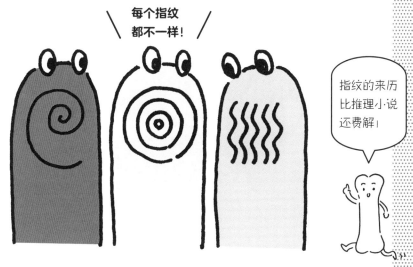

每个指纹
都不一样！

指纹的来历
比推理小说
还费解！

警察在侦查案件时，经常会把罪犯留在犯罪现场的指纹当作关键线索。指纹是手指尖上的纹路，每个人的指纹都是独一无二的，所以警方才能通过指纹来锁定犯人。即使是同一个人，每根手指的指纹也各不相同。

当胎儿还在妈妈的肚子里时，指纹就形成了，而且指纹的纹路一辈子都不会发生变化。即使手指受了伤，等伤口愈合后，指纹也会恢复原样。

为什么每个人的指纹都不一样呢？目前仍是未解之谜。

当然，指纹肯定不是专门为了方便警察破案才形成的。有人猜测，指纹的形成是为了帮我们更好地拿东西，起到防滑作用。

被人挠痒痒时
为什么会忍不住笑？

神秘指数
★★★☆☆

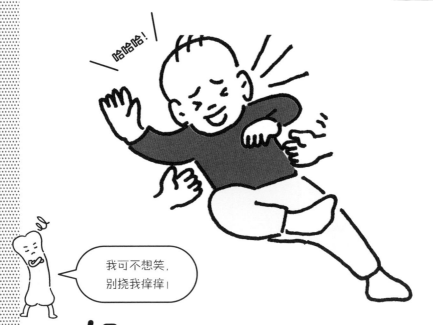

哈哈哈！

我可不想笑，别挠我痒痒！

如果有人对着你的胳肢窝或脖子挠痒痒，你一定会忍不住笑出来。这种现象的原因目前还不清楚，不过也有一些看似合理的解释。

首先，让人觉得痒痒的部位都有很粗的血管或重要的内脏，神经分布比较密集，所以非常敏感，能迅速察觉到疼痛等危险信号。给这些部位挠痒痒时，轻微的痛感和被人触摸的感觉混在一起，会给人一种很痒的感觉。不过，为什么被挠痒痒时会大笑就不太清楚了，这应该也是身体的一种防御机制。可能是因为不想让别人继续挠下去，所以会露出笑脸，向对方求饶。

穴位
究竟是什么？

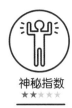

神秘指数
★★★★★

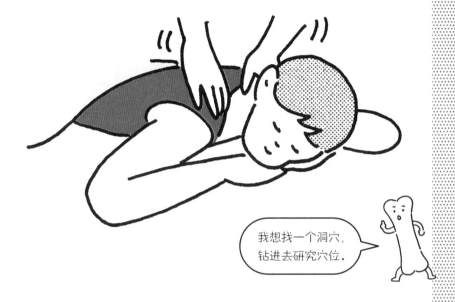

我想找一个洞穴，钻进去研究穴位。

你 听说过吗？当人感到肩酸背痛时，去按摩穴位就会舒服很多。穴位的专业术语叫做经穴，按压穴位可以促进血液循环，调理身体状态。

世界卫生组织确认具有治疗效果的人体穴位共有361个。此外还有一些穴位叫做奇穴，也被称作经外穴。

关于穴位究竟是什么、为什么按压穴位能促进血液循环，并没有明确的科学解释。不过，很多人通过针灸刺激穴位能获得很好的效果。虽然穴位充满了未解之谜，但按压穴位确实能对身体起到特殊的作用。

一去书店就想上厕所是怎么回事？

神秘指数
★★★★☆

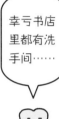

幸亏书店里都有洗手间……

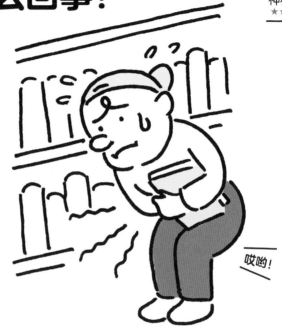

哎哟！

不知道你有没有这样的经历，正在书店里惬意地徜徉在书海中时，却突然很想大便，只好马上冲进厕所。这种经历并非人人都有，但有些人确实会这样，关于这个问题也有很多种解释。

有一种说法认为，这是因为纸香或墨香使人想大便。也有一种说法认为，人们寻找自己喜欢的书籍时，心情特别放松，所以就会想大便。还有一种说法则认为，用手翻看书本的动作可以刺激肠胃神经进入活跃状态，于是就会想大便。

第一个说出这种体验的人是一位名叫青木真理子的女性，所以这种现象也被称为青木真理子现象。

运动后为什么会肌肉酸痛?

神秘指数
★★☆☆☆

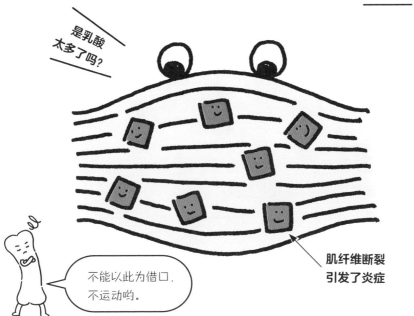

是乳酸太多了吗?

肌纤维断裂引发了炎症

不能以此为借口,不运动哟。

如果你跑了很长时间的步,或者提着特别重的东西走了很久,那么第二天你的腿或胳膊就可能会感到酸痛,这是平时不太用到的肌肉在剧烈运动后会出现的症状。

有人认为,运动过量会导致局部肌肉中的乳酸增加,这时人们就会感到肌肉酸痛。也有人认为,剧烈运动会导致肌纤维断裂,而当肌纤维康复时,周围出现炎症,人就会感到疼痛。不过肌肉酸痛的真正原因尚不明确。

要想预防肌肉酸疼,运动前后可以泡泡热水澡,让身体暖和起来。

为什么大多数人习惯用右手，有人却是左撇子？

神秘指数
★★★☆☆

你的惯用手是哪只手？惯用手就是一个人在日常生活中经常使用，更容易使上力气的手。一般来说，你用铅笔写字、用筷子吃饭，或者投篮时用的应该都是同一只手。

大部分人的惯用手是右手。全球有90%的人习惯用右手，只有10%的人是左撇子，原因目前还不太清楚。

不过，揭开这个奥秘的线索应该就在脑中。脑分为左脑和右脑，左脑控制身体右半部分，右脑控制身体的左半部分。左脑负责语言、文字以及理性思考，而右脑则善于掌控全局，发挥直觉的作用。有一种说法认为，在生活中，人们说话或写字都需要运用语言，左脑发挥了更多作用，所以右手更灵活，大多数人都习惯用右手。

此外，研究人员发现，左撇子说话时会同时用到左脑和右脑。

听说左撇子的右脑更发达？

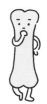

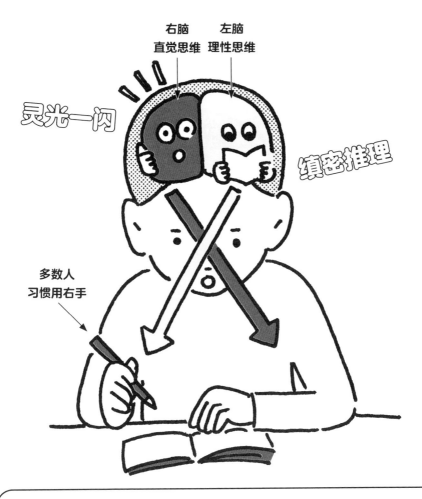

右脑
直觉思维

左脑
理性思维

灵光一闪

缜密推理

多数人
习惯用右手

惯用脚和惯用眼

除了惯用手，人们也有惯用脚和惯用眼。踢球时，踢起来更有力量、动作更自然的那只脚就是你的惯用脚。那么，如何判断哪只眼睛是惯用眼呢？先用手指着远处的一个物体，用两只眼睛一起看。接下来手指保持不动，闭上一只眼睛，如果看到的效果和之前一样，则说明现在睁着的这只眼睛就是你的惯用眼。

人为什么会打哈欠?

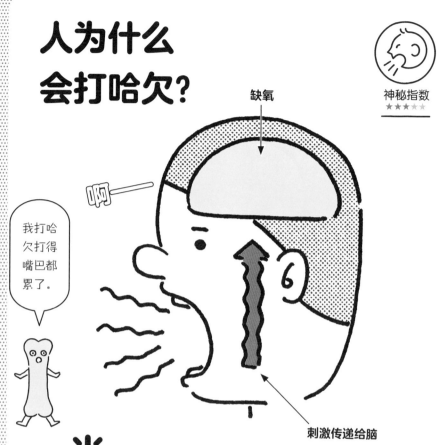

神秘指数
★★★☆☆

缺氧

刺激传递给脑

啊

我打哈欠打得嘴巴都累了。

当你感到困了或者累了,就会不由自主地打哈欠。一般来说,人都是在闲着发呆或困倦的时候才打哈欠。也就是说,当脑的活动较为缓慢时,人更容易打哈欠。不过,人为什么会打哈欠呢? 现在还是一个未解之谜。

有人认为,打哈欠与脑需要大量氧气才有活力的特点有关。困倦或疲惫时,人的呼吸频率会下降,脑可能会因为缺氧而发出指令,命令身体用力呼吸,于是人就会打哈欠了。

此外,还有一种说法认为,人在打哈欠时会把嘴巴张得很大,这个动作能刺激脑,让它活跃起来。

人为什么会磨牙？

神秘指数
★★★☆☆

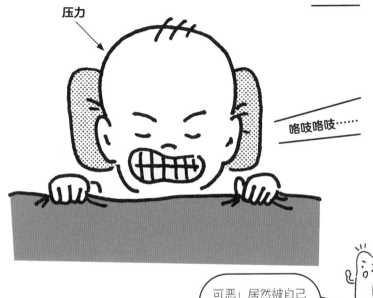

压力

咯吱咯吱……

可恶！居然被自己的磨牙声吵醒了。

有的人在睡梦中，会摩擦上下牙齿，发出"咯吱咯吱"的磨牙声。没有人愿意磨牙，睡梦中磨牙是自己无法控制的。至于人为什么会磨牙，目前还没有明确的答案。

不过，有人发现当出现下列情况时，人更可能会磨牙。

首先，压力过大时容易磨牙，这可能是因为身体想通过磨牙的方式来缓解不安或难过的情绪吧。

其次，牙齿咬合关系不正或部分牙齿咬合过紧也容易导致磨牙。比如，小孩换牙时，由于牙齿的大小、高低不一样，就很容易磨牙。等牙齿全部换完后，这种现象基本就消失了。

神奇的身体小实验，
快来试试看吧！

脚抬不起来了

站着时，谁都能轻松抬起任意一条腿。

可是，如果你把一侧身体从肩膀到大腿都紧紧地贴着墙，然后试着抬抬另一条腿，你会发现，竟然抬不起来了。

实际上，当你抬腿时，身体会向另一侧微微倾斜，以保持平衡。但紧贴着墙壁时，身体无法倾斜，所以另一条腿就抬不起来了。

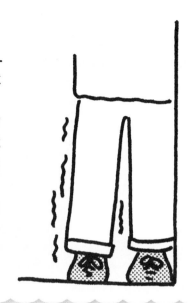

粘到一起的无名指

像左图一样，将两只手的手指抵在一起，中指向下弯曲，确保第二节手指贴在一起。然后逐个分开中指之外的手指，你会发现拇指、食指和小指都能分开，只有无名指像粘住了一样，根本分不开。

手指中的肌肉和骨骼靠肌腱连接，而中指和无名指的肌腱紧紧地连在一起，所以如果中指不动的话，无名指也动不了。

笔帽分不开了

　　首先，准备两支平头铅笔。两只手各握一支，用力将两个笔头贴在一起。15~20秒之后，试着把两支笔分开，你会发现很难立刻把它们分开。

　　这是因为刚才用力把两支笔紧贴在一起时，神经变得非常兴奋。平时，只要把脑的指令传递给肌肉，身体就可以做出相应的动作。但神经过于兴奋时，就无法把脑的指令传递给肌肉了。

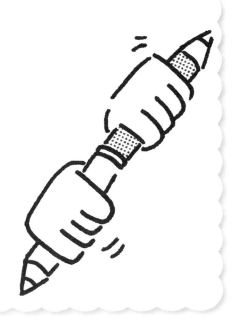

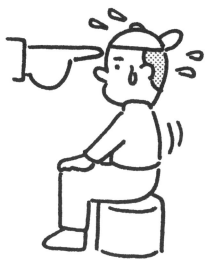

站不起来了

　　下面这个小实验可以让坐在椅子上的人想站也站不起来。

　　实验方法很简单，让朋友坐在椅子上比较靠后的位置，只要用一根手指抵在他的额头上，不用费很大力气，朋友就站不起来了。

　　这是因为坐在椅子上的人如果想站来的话，必须让身体前倾，把重心转移到双脚上。但当你用手指抵住额头时，朋友的身体不能前倾，就无法从椅子上站起来了。

戴上铁丝衣架，
头就会不由自主地转动

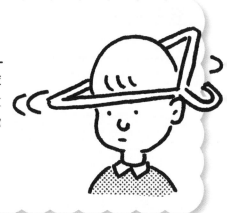

　　像右边的这幅图一样，将铁丝衣架稍微拉开一些，套到头上，卡在太阳穴的位置。接下来，你会发现，你的头会不由自主地转动起来。

　　这是因为太阳穴为了避免疼痛，会让你的头下意识地这样做。

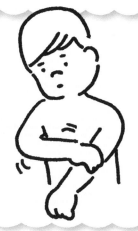

这样做，你会感觉像是
别人在给自己洗头?!

　　下次洗头发时，你可以试着做一个实验。用两只胳膊交叉着搓洗头发，用左手洗右边，右手洗左边，这时你会觉得好像是别人在给你洗头发。

　　这是因为洗头的方法和平时不一样，会使脑产生错觉。

觉得有趣的话，可以邀请朋友一起试试哟！

胳膊变短了！

　　把左边的胳膊伸直，右手来回快搓，然后再把两只胳膊伸直，你会发现右边的胳膊变短了。

　　这是因为运动会使肌肉在短时间内收缩，不过放心吧，过一会儿就会恢复原状的。

参考文献

- 『あの医学都市伝説ってホントなの？ 知れば知るほどおもしろい最新の医学知識ブック』（森田豊・文／青山出版社・刊）
- 『ウソ、ホント!?「からだの不思議」の雑学』（雑学ものしり倶楽部・文／講談社・刊）
- 『面白くて眠れなくなる人体』（坂井建雄・文／ＰＨＰ研究所・刊）
- 『ギネス世界記録２０１９』（クレイグ・グレディ・編・ＫＡＤＯＫＡＷＡ・刊）
  （《吉尼斯世界纪录大全2019》吉尼斯世界纪录有限公司 辽宁少年儿童出版社 2018）
- 『「からだの不思議」雑学事典』（知的雑学倶楽部・文／三笠書房・刊）
- 『しらべる・くらべる・おぼえる チカラが身につく！ うんこ図鑑』（荒俣宏・監修／日本図書センター・刊）
  （《有趣的便便》日本图书中心主编 荒俣宏监修 陈泽宇译 南海出版公司 2019）
- 『人体 失敗の進化史』（遠藤秀紀・文／光文社・刊）
  （《失败的进化》远藤秀纪著 曹逸冰译 社会科学文献出版社 2022）
- 『人体について知っておくべき１００のこと』（竹内薫・訳・監修／小学館・刊）
- 『人体の不思議面白びっくり博学知識』（博学こだわり倶楽部・文／河出書房新社・刊）
- 『楽しくわかる！ 体のしくみ からだ事件簿』（坂井建雄・監修 澤田憲・文 德永明子・イラスト／ダイヤモンド社・刊）
- 『なぜ？ どうして？ かがくのお話１年生』（大山光晴・監修／学研プラス・刊）
- 『なぜ？ どうして？ 科学のお話２年生』（大山光晴・監修／学研プラス・刊）
- 『なぜ？ どうして？ 科学のお話３年生』（大山光晴・監修／学研プラス・刊）
- 『なぜ？ どうして？ 科学のお話４年生』（大山光晴・監修／学研プラス・刊）
- 『なぜ？ どうして？ 科学のお話５年生』（大山光晴・監修／学研プラス・刊）
- 『なぜ？ どうして？ 科学のお話６年生』（大山光晴・監修／学研プラス・刊）
  （《科学故事集》系列 大山光晴 主编 青岛出版社 2012年）
- 『ねぎを首に巻くと風邪が治るか？ 知らないと損をする最新医学常識』（森田豊・文／ＫＡＤＯＫＡＷＡ・刊）
- 『ヒトのカラダがよくわかる 図解人体のヒミツ』（坂井建雄・監修／日本文芸社・刊）
- 『トリビアの泉〜へぇの本〜』（フジテレビトリビア普及委員会・編／講談社・刊）
- 『やさしくわかる 子どものための医学 人体のふしぎな話３６５』（坂井建雄・監修／ナツメ社・刊）
- 『人体キャラクター図鑑』（坂井建雄・監修 いとうみつる・イラスト／日本図書センター・刊）
- 『どんどんめくってはっけん！ からだのふしぎ』（阿部和厚・監修 ロウイー・ストーウェル・文 ケイト・リーク・絵／学研・刊）
  （《不可思议的身体大冒险》阿部和厚主编 马云蕾 杜君 林译 化学工业出版社 2017年）
- 『月刊ジュニアエラ』2018年10月号（朝日新聞出版・刊）

奈良信雄 / 编

1975年毕业于日本东京医科齿科大学医学部，医学博士。曾任日本东京医科齿科大学教授，2015年任日本东京医科齿科大学名誉教授、日本顺天堂大学客座教授、日本医学教育评价机构常任理事，研究领域为血液内科学、医学教育学。著有多部医学类专业著作及面向大众的健康科普图书，并多次受邀参加电视节目。审定及创作的图书包括《美丽的人体图鉴》《一本书读懂医院的检查》《基因诊断有什么作用？》《最美人体图鉴》《人体大图鉴》等。

ZANNEN? HAMPANAI! KARADA NO NAKA NO BIKKURI JITEN
Supervised by Nobuo Nara
Text Copyright © 2018 Yu Kozaki
Illustrations Copyright © 2018 Tokuhiro Kanoh
All rights reserved.
First published in Japan in 2018 by POPLAR Publishing Co., Ltd.
Simplified Chinese edition arranged with POPLAR Publishing Co., Ltd.
Simplified Chinese translation copyright © 2023 by Beijing Poplar Culture Project Co., Ltd.

著作版权合同登记号：01-2023-0476

惊奇人体研究所 千万别睁着眼睛打喷嚏

[日]奈良信雄 / 编　　[日]小崎雄 / 文
[日]加纳德博 / 图　　宋三三 / 译

责任编辑：赵清清
选题策划：周　迅　郎旭冉
审　　校：郑　堃
责任印制：李珊珊
装帧设计：李小茶

出版发行：新星出版社
出 版 人：马汝军
社　　址：北京市西城区车公庄大街丙3号楼
　　　　　100044
网　　址：www.newstarpress.com
电　　话：010-88310888
传　　真：010-65270449
法律顾问：北京市岳成律师事务所

读者服务：010-67708556
　　　　　service@poplar.com.cn
邮购地址：北京市朝阳区东三环中路20号楼乐成中心
　　　　　A座1902-1905单元　100022

印　　刷：北京盛通印刷股份有限公司
开　　本：787mm×1092mm 1/32
印　　张：5
字　　数：200千字
版　　次：2023年3月第1版　2023年5月第2次印刷
书　　号：ISBN 978-7-5133-5157-7
定　　价：45.00元

图书在版编目（CIP）数据

千万别睁着眼睛打喷嚏 / （日）奈良信雄编；（日）小崎雄文；（日）加纳德博图；宋三三译. -- 北京：新星出版社, 2023.3 （2023.5重印）
（惊奇人体研究所）

ISBN 978-7-5133-5157-7

Ⅰ.①千… Ⅱ.①奈… ②小… ③加… ④宋… Ⅲ.①人体—少儿读物 Ⅳ.①R32-49

中国国家版本馆CIP数据核字(2023)第015721号